DES PLAIES

CHEZ LES DIABÉTIQUES

PAR

Guillaume LÉOTY

Docteur en médecine de la Faculté de Paris.

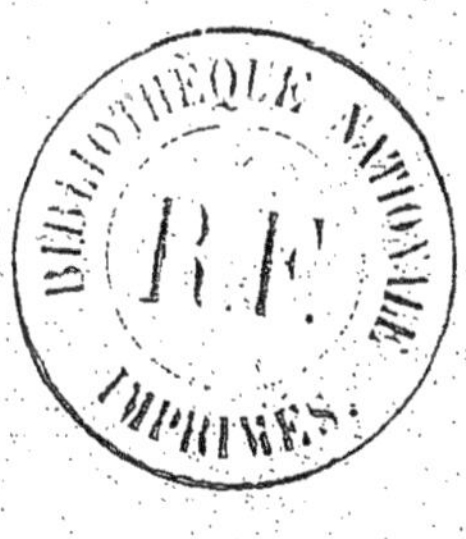

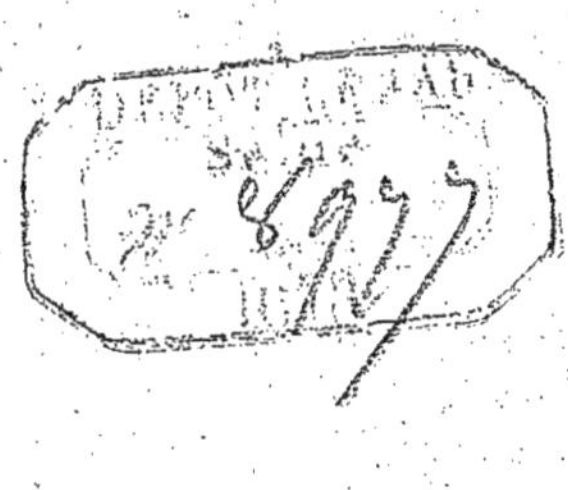

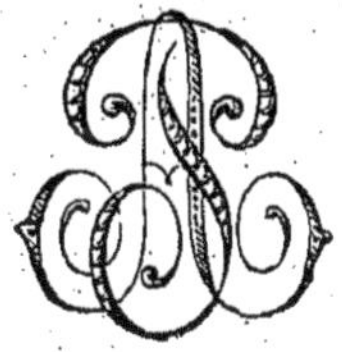

PARIS

IMPRIMERIE DE A. PARENT

IMPRIMEUR DE LA FACULTÉ DE MÉDECINE

31, rue Monsieur-le-Prince, 31

1873

DES PLAIES

CHEZ LES DIABÉTIQUES

INTRODUCTION.

M. Landouzy, dans une clinique faite à l'hôpital de Reims, et publiée par la *Gazette des hôpitaux* de 1862, disait à ses élèves : « Les diabétiques sont de vrais *noli me tangere*, il faut attacher chez eux une grande importance à la plus petite plaie, au moindre clou, à la plus insignifiante écorchure. » Il signalait, à l'appui de ce dire, trois cas dans lesquels des hommes robustes étaient morts, l'un, d'une écorchure au doigt; l'autre, d'une excoriation au pied ; le dernier, d'un clou à la nuque.

Dans son ouvrage sur les accidents diabétiques, publié en 1864, Marchal de Calvi avance que la moindre écorchure, chez un diabétique, peut donner lieu à d'épouvantables désordres.

En 1866, la *Gazette des hôpitaux* publiait le compte-rendu d'une séance de l'Académie de chirurgie, dans laquelle M. Verneuil s'exprimait ainsi : « Les anthrax, les phlegmons diffus, les gangrènes humides se manifestent volontiers chez les diabétiques. Je viens, pour ma part, d'observer plusieurs cas de gangrène diabétique, et je les signale, désireux que je suis de provoquer votre avis sur la question d'opportunité de l'intervention chirurgicale, chez les diabétiques. »

« J'ai refusé d'amputer, lors même que l'indication semblait posée ; je crois avoir sagement fait, et je vais même jusqu'à dire : doit-on pratiquer des incisions, des débridements ? J'ai remarqué que ces incisions donnent lieu à des pertes de sang, et par suite à un affaiblissement des malades qui favorise les aggravations consécutives. »

Un peu plus tard, et aussi à l'Académie de chirurgie M. Verneuil réclama l'histoire des opérations pratiquées chez les diabétiques, et en général, chez les sujets en puissance d'une diathèse.

Deux de ses élèves ont déjà répondu à ce désir : MM. Peronne et Petit ont traité, l'un de l'alcoolisme, l'autre de l'état puerpéral dans leurs relations avec le traumatisme. J'essaye de faire le mêmo travail pour le diabète. Puissé-je avoir marché dignement sur leurs traces, et donner quelque satisfaction au maître qui l'inspire.

En l'entreprenant, je me suis dit : Si bien que je fasse, je ne saurais faire rien de complet ; mais ce que j'aurai fait servira à un autre par la suite. Maintenant que je le présente, je vois combien j'avais raison de douter de mes forces, mais je suis rassuré par cette idée, que dans la difficulté de ma tâche, mes juges trouveront une source d'indulgence.

Voici le plan que j'ai cru devoir suivre dans cette étude :

Il m'a semblé utile d'indiquer, au début, les modifications que subit la nutrition chez les diabétiques ; de faire voir quels sont les effets rares ou fréquents de ces modifications ; de chercher la liaison qui existe entre la cause et les effets les plus ordinaires.

Étant posées ces bases, j'entre de plain pied au cœur du sujet : Les plaies chez les diabétiques.

Ici j'ai deux éléments : l'élément plaie, lésion locale ; l'élément diabète, viciation généralisée de tout l'organisme ;

quels sont les rapports mutuels de ces deux éléments? C'est ce que j'étudie dans deux chapitres,

I. — Une plaie peut-elle déterminer le diabète (diabète traumatique).

II. — Influence du diabète sur les plaies :

Je termine par quelques conclusions pratiques, fondées sur l'expérience des faits. Ces conclusions ne sauraient avoir de valeur définitive qu'avec la sanction d'une observation plus étendue, plus complète et dirigée spécialement vers ce but.

CHAPITRE PREMIER

QUE DEVIENNENT LES FONCTIONS CHEZ LES DIABÉTIQUES?

(Physiologie pathologique)

La présence du sucre dans l'urine ne constitue pas le diabète : plusieurs affections donnent lieu à une glycosurie passagère, qui n'a ni les origines ni les résultats de la diathèse dite diabète sucré. Celle-ci, il est vrai, tire son nom, et à juste titre, de son symptôme le plus accentué, à savoir : l'existence anormale de glycose dans l'urine ; mais ce symptôme n'est, comme tous les autres, qu'une manifestation particulière de l'état général des humeurs et des tissus, ou du fonctionnement irrégulier des organes.

Quelques mots sur cet état et sur ces fonctions sont nécessaires, pour expliquer leurs résultats ordinaires ou possibles. Je me bornerai à signaler les faits, pour en tirer les déductions futures.

Dans l'albuminurie, le rein, s'il n'est pas le seul coupable, est au moins un complice de la spoliation que subit l'organisme.

Dans la glycosurie il est parfaitement innocent, et au contraire, comme tous les autres organes, il est lui-même victime. Ici il remplit strictement sa tâche : il élimine les principes anormaux ou excrémentitiels, et cette tâche est d'autant plus pénible, que ces matériaux sont plus abondants. Ces matériaux c'est le sang qui les lui apporte, c'est donc le sang qui est vicié. Je ne veux pas ici, ce n'est point le lieu, exposer les théories émises pour expliquer cette viciation, mais je dois constater ceci :

A l'état normal le sang renferme constamment une quantité de glycose qui varie avec l'alimentation. Cette quantité est infinitésimale. Il y a loin de là aux quantités trouvées par les expérimentateurs et qui sont, pour 1000 grammes de sang,

Sucre. 0,35. Fouberg.
1,00. Peligot.
1,80. Rees.
2,00. Drummond.

Cet état du sang a été justement appelé glycémie.

Un autre fait généralement observé, c'est l'augmentation absolue de la déperdition d'urée par la miction, ce qui indique, non plus une surabondance de ce principe dans le sang, mais une spoliation plus active de l'organisme.

Le fait polyurie n'est qu'un phénomène consécutif à la glycosurie et en dépendant :

Le sang est plus plus dense, plus visqueux; de 1026 et 1028, son poids spécifique va jusqu'à 1033, 1038 et davantage, par suite l'endosmose est plus active aux dépens des tissus périvasculaires, d'où réplétion exagérée des vaisseaux, d'où enfin diurèse plus ou moins considérable.

La polydipsie est corrélative de la polyurie; non pas qu'il y ait un rapport constant et invariable entre la quantité de boisson ingérée et la quantité d'urine excrétée; mais la spoliation permanente des tissus perivasculaires au profit du sang, fait naître la sensation de la soif, et l'on comprend que, celle-ci augmentant, le malade boive en proportion.

La polyphagie résulte des pertes que subit l'organisme, non-seulement en matières sucrées et azotées, mais aussi en matières minérales : Ce serait, en effet, négliger un élément important, que de ne pas tenir compte de la quantité considérable de sels (chlorures, phosphates) qui sont enlevés au malade par une polyurie habituelle de 6 à 12 litres. Maak a même avancé que la consomption chez les diabétiques, reconnaît pour principales causes les pertes excessives en sels de potasse et de soude.

Jardão a prouvé que la polyphagie n'était pas en raison inverse de la polydipsie, comme l'avait prétendu Schonlein.

Le plus ordinairement les fonctions digestives sont intactes, et l'on a peine à comprendre qu'un organe aussi surchargé d'ouvrage que l'estomac ne se fatigue pas plus vite : il est doué, pendant une période plus ou moins longue, de l'activité compensatrice, que l'on remarque dans beaucoup d'organes, à la suite d'une lésion locale ou générale, qui réclame d'eux un surcroît de travail ; mais, comme ailleurs, après la période de compensation, vient la période de fatigue et d'insuffisance, qui se manifeste d'abord par de la dyspepsie, puis par de l'intolérance, des vomissements, des diarrhées. La cachexie alors est rapide, et la mort arrive promptement.

Le fait capital dans le diabète sucré, c'est le résultat ; il est facile à prévoir : tous les organes souffrent de cette prédisposition à faire du sucre ; d'abord il n'est fait qu'aux dépens des aliments ingérés, et, comme ces aliments sont en quantité considérable, les tissus en bénéficient plus ou moins ; mais, plus tard, l'organisme s'épuise lui-même à faire du sucre ; alors la graisse d'abord, puis tous les tissus gélatigènes tendent à disparaître progressivement. La nutrition se ralentit dans tous les tissus, et par suite ils ne sont plus aptes à une restitution *ad integrum*, lorsque, par une cause occasionnelle, ils ont été le siége d'un processus morbide.

Ce fait général de nutrition altérée se manifeste d'une foule de façons, et il n'est pas de trop, ce me semble ici, d'indiquer brièvement les complications rares ou ordinaires du diabète ; cela peut aider à comprendre l'influence qu'il exerce sur une plaie et fournir des éléments pour une conclusion, quand il s'agira de décider si on doit opérer ou non les diabétiques.

De la polyurie dépend la sécheresse des tissus en général, et des membranes tégumentaires ou muqueuses. C'est à la même cause qu'il faut attribuer la diminution de la sueur et de l'expiration de vapeur d'eau par le poumon. De 12 à 1500 grammes d'eau, qui sont éliminés à l'état normal par la peau et la surface alvéolaire du poumon, la quantité est descendue à 529 (Böker), à 204 et 198 (Von Dursch). Cette sécheresse de la peau doit être notée sérieusement.

Un fait, non moins grave dans ses conséquences, et qui dépend aussi pour beaucoup de la polyurie, c'est l'altération du rein qui se fatigue énormément, perd son épithélium, et ensuite laisse passer l'albumine : de là nouvelle cause de cachexie.

La glycosurie peut produire le prurit et les inflammations légères qui envahissent souvent le pourtour du méat uréthral.

C'est la glycémie qui est responsable des phénomènes essentiels. Par suite de la présence anormale du sucre dans le sang, les produits de secrétions qui dérivent de ce liquide sont eux-mêmes altérés par de la glycose en quantité plus ou moins considérable.

Pour la secrétion cutanée, cette influence a été mise hors de doute par Griesinger et Semmola; mais cet état de la sueur n'est pas constant.

Griesinger a fait connaître un rapport intéressant, entre la quantité de sucre de l'urine et celle de la sueur : Ces quantités seraient, d'après lui, en rapport inverse.

Vogel cite un malade, chez lequel la quantité de sucre exhalée par la peau était telle, que tout ce tégument était couvert d'un dépôt pulvérulent blanchâtre qui n'était autre que du sucre.

Zabel a observé que les matières fécales contiennent des proportions variables de glycose.

Il est hors de doute que la salive renferme du sucre, et, c'est par cette modification de composition, que l'on explique le ramollissement des gencives, avec altération et chute des dents. Ces altérations marchent d'arrière en avant, commençant par les molaires, et se terminant aux incisives ; c'est l'inverse de ce qui a lieu généralement. Falk attribue ce processus à la disposition anatomique du canal de Sténon, qui s'ouvre au niveau de la deuxième molaire.

L'impuissance, qui est de règle dans le diabète, pourrait aussi être expliquée par l'imprégnation sucrée du liquide spermatique. Les spermatozoïdes continuent à vivre dans ce milieu, mais on suppose, sans preuves péremptoires, il est vrai, qu'ils y perdent leur pouvoir fécondant.

Capezzuoli a constaté la présence du sucre dans le pus chez un diabétique, et M. Wurtz en a trouvé dans la sérosité d'un vésicatoire : On peut raisonnablement généraliser la proposition.

Cela posé, quelles sont les complications du diabète ? Il en est de rares, il en est de fréquentes et, pour ainsi dire, ordinaires.

Les complications rares portent sur les organes profonds.

Les complications fréquentes se manifestent du côté de la peau et du tissu cellulo-adipeux.

Le système circulatoire, n'est probablement pas à l'abri du mal, mais, jusqu'ici, que je sache, il n'y a dans la science aucun fait d'affection cardiaque ou vasculaire imputable au diabète. On ne saurait mettre sur son compte, une lésion du cœur trouvée chez une malade de M. Broca, en 1862, qui était diabétique d'une façon évidente. Marchal de Calvi, à ce sujet, s'est prononcé ainsi : « Jusqu'à présent l'observation nous conduit à admettre que la diathèse créée par le diabète limite ses effets aux vaisseaux capillaires. »

L'appareil respiratoire ne jouit pas de la même immunité apparente : M. Bouchardat a dit : « Lorsque les diabétiques meurent lentement, toujours leur fin est marquée par le développement de tubercules dans les poumons; quand ils meurent subitement, ils sont emportés soit par un épanchement de sérosité dans les ventricules du cerveau, soit par une pneumonie foudroyante. » On ne saurait récuser son autorité ou sa compétence en cette matière.

M. Semmola (Acad. des sciences, 1861), disait : « Quand les diabétiques ne sont pas emportés par la tuberculisation, ce sont ordinairement des crises nerveuses qui produisent la mort.

Ainsi la tuberculisation aiguë ou chronique est très-fréquente sous l'influence du diabète. La gangrène pulmonaire, qui est un fait à peu près de même ordre, a été observée plusieurs fois, entre autres, par MM. Hodgkin, Charcot, Griesinger. Remarquons en passant que, dans ce cas, la fétidité de l'haleine peut faire défaut.

Deux cas de pleurésie purulente, contrôlés par l'autopsie, ont été publiés par MM. Gallard et Fritz, sans parler d'une observation de Frank où elle n'est donnée que comme probable.

L'appareil digestif offre aussi des modifications qui ont été bien étudiées :

Ce sont les gingivites si fréquentes, que souvent le médecin est mis sur la voie du diabète par un ramollissement fongueux des gencives, avec déchaussement et altération des dents, sans autre cause appréciable.

L'arrière-gorge peut aussi être le siége d'inflammation gangréneuse : Kuechenmeister cite un cas d'angine gangréneuse chez un malade qui en mourut.

Il n'y a rien de démontré dans la science quant à l'influence du diabète sur le reste du tube digestif. Si dans les autopsies, on trouve souvent le foie congestionné, hypertrophié, on ne saurait dire que c'est le fait du diabète.

L'appareil génito-urinaire est quelquefois atteint, soit dans sa constitution, soit dans ses fonctions : ainsi Leudet (Comptes rendus des séances de la Société de biologie), Dionis des Carrières (Moniteur des hôpitaux 1857), Dupuy de Fronsac (Union médic., 1861), Fritz (Gaz. des hôp., 1862) ont signalé des inflammations du rein et une albuminurie dépendant sans doute de la fatigue de cet organe, avec les lavages incessants qu'il subit.

M. Broca a fait connaître un cas d'orchite multiple chez un sujet diabétique.

Le ténesme vésical, le prurit aux parties génitales sont très-fréquents, et sont parfois le premier signe qui éveille l'attention du médecin.

La stérilité, soit par frigidité génitale, soit par impuissance est la règle commune.

Le système nerveux, ostensiblement du moins, ne subit guère l'influence du diabète ; cependant il y a un fait de Steinthal, résumé par Fritz, dans lequel le cerveau présentait une ulcération. Marchal de Calvi, cite une circonstance où, pour faire céder une sciatique intense, chez un diabétique, il dut ne pas faire descendre la quantité de sucre au-dessous de 8 à 10 grammes par litre.

On a trouvé chez des diabétiques : de l'anosmie (Leudet), de la surdité (Leudet et Dupuy de Fronsac). Le diabète est-il justiciable de ces accidents? C'est au moins douteux. Ce qui ne fait point de doute, c'est son influence sur l'organe de la vision; ainsi on y trouve des lésions superficielles : blépharite conjonctivite, kératite (Demours, Marchal de Calvi), des lésions profondes : irido-choroïdite (Demarquay); et surtout des cataractes. M. Lecorché dans les *Archives de médecine*, 1861, a fait une excellente étude des cataractes diabétiques; il en a démontré l'existence, déterminé l'évolution et les caractères principaux. La pathogénie de cette variété de cataractes n'est pas encore bien élucidée.

Je termine ces considérations sur les lésions diabétiques de l'œil par ces paroles de Marchal de Calvi : « J'ai lu quelpart que dans certaines contrées de l'Inde où les indigènes sont soumis, pour toute nourriture, à l'usage du riz, l'amaurose règne endémiquement. » Il n'est pas besoin de commenter ce dire : le régime exclusivement amylacé détermine un diabète passager ou durable suivant la prolongation de la cause.

J'arrive enfin aux complications, qu'on pourrait appeler ordinaires tant elles sont fréquentes, ce sont les altérations de la peau et du tissu cellulaire.

La peau peut être le siége des accidents les plus divers : on y a signalé des desquamations simples, de l'érythème (Griesinger) de l'érysipèle (Tardieu, Marchal de Calvi). Jordão, Kuechenmeister ont remarqué des éruptions papuleuses; d'autres, des vésicules, du lichen; Dionis des Carrières, des bulles phlycténoïdes, même sans gangrène. J.-P. Franck est le premier qui ait parlé de *pustulæ summopere ardentes ad coxas*. Le prurit autour des parties génitales est assez fréquent, avec ou sans lésion appréciable, pour que, dans certains cas, Trousseau. Marchal de Calvi, M. Tardieu, aient diagnostiqué le diabète, après avoir été avertis par ce seul symptôme.

Des accidents plus graves, ce sont les eschares et les ulcères ; on les trouve de préférence sur les membres et à leurs extrémités ; le plus souvent l'ulcère n'est que le résultat de la chute d'une eschare, cependant MM. Mialhe et Bergeron ont vu l'eschare ne se former que consécutivement, au centre de l'ulcère spontané. En général, l'ulcère diabétique ne s'étend guère, mais dans certains cas, on voit eschare et ulcère avoir des tendances envahissantes. La profondeur de l'ulcère comme celle de l'eschare, est fort variable ; ce qu'il y a de surprenant, c'est que parfois (Obs. 4 et 19) la mortification n'envahit qu'une partie de l'épaisseur du derme.

Les accidents gangréneux diabétiques du tissu cellulaire sont les plus communs, aussi ce sont les premiers qui aient été observés et ceux que l'on connaît le plus généralement.

Cheselden avait vu l'anthrax diabétique ; seulement il avait cru que le diabète lui était consécutif.

Duncan avait observé des phlegmons chez des diabétiques, mais il n'en avait point rattaché l'existence au diabète.

Vogt, de Berne, le premier, en 1844, publia un cas de phlegmon diffus à titre d'accident diabétique.

Furoncles, anthrax, abcès, phlegmon sous toutes ses formes, telles sont les lésions du tissu cellulaire que peut occasionner le diabète.

Les furoncles siégent indifféremment sur les membres ou sur le tronc ; l'anthrax est rare au contraire sur les membres ; les abcès, les phlegmons ont été vus surtout aux extrémités ; mais on en a trouvé aussi à la nuque, à la marge de l'anus, et même sous le péritoine du bassin.

Après cette énumération de tous les accidents possibles du diabète, et dans laquelle j'ai classé graduellement, par ordre de fréquence, à peu près tous ceux qui ont été observés, sera-t-il possible de faire voir la relation qui existe entre l'affection générale et la lésion localisée ?

Ici je me range entièrement à l'avis de Marchal de Calvi, non-seulement parce que je m'incline devant son expérience qui, en cette matière, était considérable ; mais encore parce que les motifs sur lesquels il fonde son opinion, me paraissent rationnels.

Il se prononce ainsi : le diabète crée une prédisposition à l'inflammation et à la gangrène. Cette disposition peut être appelée diathèse phlogoso-gangréneuse; elle existe réellement puisqu'elle se manifeste par des faits ; elle n'est pas seulement un terme inventé pour donner une forme à une chose abstraite, puisqu'on peut en palper la matière, qui est la glycose.

Mais cette affirmation, même appuyée d'une foule d'exemples, ne suffit plus à la science actuelle; on se demande maintenant le pourquoi de cette disposition.

On peut assurément avancer que l'altération absolue de la nutritition n'est pas suffisante pour produire de pareils résultats; car une foule d'états cachectiques ne déterminent point de tels accidents, et de plus, il est à remarquer, comme MM. Demarquay, Landouzy, Marchal de Calvi et autres l'ont fort bien observé, que souvent, au lieu de se présenter chez des invidus cachectiques, les affections du tissu cellulaire atteignent au contraire des gens gros, forts et dont les fonctions nutritives sont en apparence parfaitetement normales. Il ne faut pas oublier toutefois que, chez ces individus observés, et qu'on appelle gros et forts le volume du corps tenait surtout à une surabondance du tissu adipeux.

Si ce n'est pas la cachexie diabétique qui occasionne ces lésions locales, serait-ce l'état anatomique des tissus, serait-ce l'existence du sucre dans leur intimité ?

Quand on songe que, de tous les états généraux, c'est le diabète et l'alcoolisme qui prédisposent le plus aux affections gangréneuses ; quand on se rappelle en même temps l'analogie de composition, la parenté chimique qui existe entre l'alcool et la glycose, on est tenté de conclure que la présence anormale ou exagérée d'un élément hydrocarboné, de cette famille, au sein des tissus, est la véritable cause de cette tendance aux mortifications.

La localisation du processus phlogoso-gangréneux ne serait ensuite qu'un fait de conditions extrinsèques.

C'est là, ce me semble, une supposition fort plausible ; pour lui donner plus de poids j'en rapproche cette remarque de Marchal de Calvi : « Les furoncles aux fesses ne sont pas rares chez les accouchées, et il n'est pas douteux que chez elles le sang ne doive contenir plus de sucre qu'à l'état normal, puisqu'il en faut pour la formation du lait. »

J'irai même plus loin, et je demanderai si l'influence pernicieuse du traumatisme pendant l'état puerpéral, ne dépend pas de la présence dans le sang d'une quantité anormale de glycose.

Tout ce que je viens de dire se résume en ceci : le diabète, affection dont le fait capital connu est la présence du sucre dans le sang, se complique d'une multitude de lésions surtout des tissus lamineux et cutané, qui, pour la plupart, appartiennent au type inflammatoire.

Ces inflammations n'évoluent pas comme à l'état normal. Soit par le fait d'altération générale de la nutrition, soit par le fait de la présence locale du sucre au point affecté, elles ont de la tendance à la gangrène et à l'extension en profondeur comme en largeur.

Etant données ces prémisses, qui sont le résultat de l'expérience, n'est-il pas légitime d'en conclure que le diabète devra exercer la même influence sur les plaies et autres traumatismes, puisque là aussi il se fait un afflux de sang consécutif à l'excitation étrangère ?

J'établirai bientôt par des faits cette légitimité ; mais auparavant il faut écarter ou résoudre une objection sérieuse qui se présente, celle-ci :

Il est certain que le diabète et une foule d'affections de la peau et du tissu cellulaire coïncident fréquemment, mais est-il possible d'affirmer que ce n'est pas une simple coïncidence, que la glycémie et ces accidents ne sont pas des produits d'une même cause encore inconnue, et qu'au contraire l'une est la génératrice des autres. Ne pourrait-on pas même revendiquer en faveur des lésions cutanées la paternité du diabète ?

Je vais essayer de répondre à cette objection dans un second chapitre : du diabète traumatique.

CHAPITRE II.

DU DIABÈTE TRAUMATIQUE.

ART. Ier. — Les affections de la peau et du tissu cellulaire, remarquées chez les diabétiques, sont-elles et peuvent-elles être la cause du diabète ?

Je n'ignore pas combien est importante la partie de la peau, au milieu de ce concert de la vie, que jouent les divers organes ; je sais qu'à l'intégrité de son tissu, à la régularité de ses fonctions incombent de grandes responsabilités quant à l'harmonie commune. Les exemples ne manquent pas pour le prouver :

Les vastes brûlures déterminent des congestions viscérales, des inflammations, des ulcérations de l'intestin.

Les exanthèmes généralisés, et en particulier la variole peuvent produire des effets non moins remarquables ; on peut leur attribuer les congestions, les inflammations pulmonaires, la mort qui survient à la période d'éruption.

Il a été constaté maintes fois qu'une couche générale de vernis, répandue sur le corps d'un animal, et supprimant les fonctions de la peau, occasionne des congestions pulmonaires, qui vont jusqu'à l'asphyxie et à la mort.

Il y a une découverte d'origine beaucoup plus moderne

et qui militerait presque en faveur de l'objection faite précédemment; l'éminent professeur de Naples Semmola, a découvert que si l'on recouvre d'un vernis imperméable la peau d'un animal, il devient albuminurique; ce qu'il explique en disant que l'albumine de son sang subit une modification telle qu'elle n'est plus propre à la nutrition et devient matière excrémentitielle.

D'après ces faits il semblerait rationnel de conclure que les lésions susdites de la peau peuvent bien être pour quelque chose, dans la formation exagérée de sucre au sein de l'économie, et je n'hésiterais pas à le croire, si, au cas présent, nous étions dans les mêmes conditions expérimentales; mais, tandis que dans toutes ces observations il est question de la peau altérée en entier, ou gênée dans sa totalité, pour remplir ses fonctions, dans la circonstance actuelle, les lésions appréciables sont tout à fait localisées et les fonctions ne souffrent, à leur exercice régulier, que des obstacles proportionnés à l'étendue de ces lésions.

Du reste ici, comme partout dans les sciences naturelles, il faut que l'expérience précède et éclaire la loi. Or, si nous voulons nous en rapporter à l'expérience, c'est-à-dire aux faits observés, nous pouvons voir, d'un coup d'œil, que, dans tous, la glycémie a la priorité sur les accidents locaux, par conséquent elle n'est pas leur résultat, elle n'est pas en général dans leur dépendance.

Marchal de Calvi, faisant le dépouillement des observations publiées jusqu'en 1864, n'en trouvait que sept, dans lesquelles il eût été supposé possible ou probable, que le diabète était consécutif aux lésions superficielles.

C'étaient : un cas de Prout; deux empruntés par M. Charcot au *Dublin medical Press*; deux de Wagner, commentés par Fritz; un de M. Cabanellas; et un de MM. Philippeaux et Vulpian.

Eh bien, si on analyse ces faits, on ne trouve dans aucun les éléments nécessaires pour une conclusion en faveur de la priorité des accidents locaux ; tous se prêtent à une interprétation équivoque ; bien plus, celui de M. Cabanellas n'est suspect que par la faute de son auteur, dont l'observation est incomplète, puisque Marchal de Calvi, qui avait donné des soins au même malade, avait nettement constaté qu'il était diabétique avant d'être atteint de son anthrax. C'est à ce propos que ce dernier disait : « Beaucoup d'individus sont diabétiques et peuvent l'être pendant de longues années sans qu'on ait lieu de s'en douter ; les signes ordinaires du diabète faisant défaut ou étant très-peu marqués. »

Depuis 1864, et une fois le mouvement communiqué par Marchal de Calvi dans cette direction, on a constaté maintes fois des furoncles, des phlegmons, des anthrax, des plaques gangréneuses chez les diabétiques ; mais je ne trouve qu'un cas, où l'on fasse à ces lésions l'honneur de les considérer comme cause de l'affection générale, et encore, comme les précédents, pour les mêmes raisons qu'eux, il est sujet à caution. Il est consigné dans la thèse de M. Brouardel (concours pour l'agrégation, 1869). C'est M. Maurice Raynaud qui l'a observé ; en voici les éléments :

Obs. Ire. — Mademoiselle X..., 35 ans, issue de parents sains, réglée à 13 ans, chlorotique à 17, à 21 ans déclarée tuberculeuse, à 23 ans elle commence à ressentir un froid constant aux extrémités, à 27 ans elle a plusieurs tournioles à différents doigts, à 28 ans momification et eschares sèches à plusieurs doigts symétriques des deux mains. L'examen de l'urine donne : Densité, 1042. Sucre, 76 gr. 71 pour 1000. Au sommet droit quelques craquements.

Le traitement du diabète amène une amélioration considérable dans l'état général, et les lésions locales guérissent.

Peut-on de ces renseignements arguer dans un sens plutôt que dans l'autre ? je ne le pense pas.

En fait donc on n'a pas encore observé le diabète comme

résultat de ces sortes de lésions, et il est permis de poser cette loi générale : le diabète, consécutif à une lésion locale phlogoso-gangréneuse n'existe pas.

Est-ce à dire pour cela que la chose ne saurait être observée; j'ai la précaution d'éviter cette rigueur, en disant : loi générale, au lieu de loi absolue; car ce qui n'a pas été vu peut se voir; mais quelques exceptions rares ne sauraient infirmer la règle, et encore faut-il bien distinguer : si, par exemple, un phlegmon de la nuque venait à se compliquer de diabète, on pourrait imputer ce résultat au siége de la lésion inflammatoire, mais la nature de cette lésion pourrait encore être considérée comme parfaitement innocente.

Si le diabète consécutif n'existe pas, n'y a-t-il pas un diabète qui peut être considéré comme une manifestation particulière d'un état général, au même titre que les lésions cutanées, en un mot : existe-il un diabète concomitant?

Ici je ne saurais être aussi affirmatif; il y a dans la science des faits bien observés, dans lesquels le diabète a disparu avec la lésion locale et reparu avec elle. En faisant la part des choses, et en mettant de côté ceux où on a pris la glycosurie simple pour du diabète vrai, il en reste encore un certain nombre de bien concluants; mais que peuvent ces quelques faits au milieu de tous les autres? ils ne sont pas même en désaccord avec la loi énoncée ci-dessus, puisqu'ils ne prouvent pas que le diabète résulte des lésions locales observées, et on ne saurait en conclure que ceci : il existe des diabètes à répétition, ou bien encore, il existe des diabètes latents, qui ne se manifestent qu'à l'occasion d'une lésion inflammatoire locale.

Je trouve chemin faisant un argument naturel en faveur de la thèse que je soutiens ici : Wagner, sur 52 cas de furoncles et d'anthrax n'a trouvé que 2 fois le diabète. S'il y avait une relation nécessaire entre la lésion locale et l'affection générale, la coïncidence aurait été trouvée bien plus souvent.

Il est donc bien entendu que le diabète n'est ni le résultat ni une complication des accidents gangréneux ou inflammatoires. Que saurait-il être, sinon leur cause? J'inscris ici bien en vue ce principe.

La glycémie est généralement la cause première des accidents phlogoso-gangréneux qui se voient chez les diabétiques.

ART. II. — Les lésions traumatiques peuvent-elles déterminer le diabète?

Tout le monde sait que certaines lésions nerveuses spontanées, s'accompagnent de diabète, et l'impressionnabilité du plancher du quatrième ventricule à ce sujet, est aujourd'hui monnaie courante; l'anatomie pathologique, la pathologie expérimentale l'ont démontré. On a fait participer à ce bénéfice la moelle allongée, une partie de la moelle dorso-lombaire, le nerf vague, etc. Il est évident qu'une lésion traumatique qui atteindra ces organes directement pourra déterminer la production du diabète, au même titre que les lésions, primitives en apparence, dont ils sont le siége. On comprend aussi qu'une chute sur les pieds, sur l'ischion, amène le même résultat, par commotion indirecte; mais ces faits là ne ressortissent pas à mon sujet, et je ne les cite que pour les éliminer dès le début.

Le domaine des actes réflexes a pris une telle extension, dans ces derniers temps, qu'on peut admettre un diabète rèflexe résultant d'une lésion traumatique, quels que soient son siége et son étendue; toutefois, dans la plupart de ces faits accidentels, le diabète, si diabète il y a, n'est que passager; ce n'est plus la diathèse glycosique avec tous ses caractères et toutes ses conséquences.

N'importe par quel mécanisme, réflexe ou non, du moment qu'une plaie, n'agissant ni directement, ni par contre-coup sur le système nerveux, a occasionné la production du diabète, le fait se range sous le titre de cet article, il est dans l'esprit du sujet. Or, en cherchant bien, je n'ai pas trouvé un seul cas, dans lequel le diabète résultât d'une lésion purement locale, d'origine traumatique ; mais la thèse de M. Brouardel m'a fourni quelques exemples de modifications avantageuses du diabète, ou du moins de la glycosurie par une suppuration dérivatrice.

Obs. II. — M. Buttura avait à traiter un malade, diabétique depuis plusieurs années, et déjà arrivé à la cachexie : il rendait, par vingt-quatre heures, 12 litres d'urine, fortement chargée en sucre. Il le soumit au régime de M. Bouchardat, aux toniques et aux alcalins, mais inutilement : la quantité d'urine avait diminué, les forces ne revenaient pas. Après huit mois, large séton à la nuque, le sucre diminue peu à peu et les forces reviennent. Trois mois après, le malade travaillait. Au bout de six mois, il n'y avait plus trace de sucre dans les urines. La guérison se maintint, bien que le séton eût été supprimé.

Kœchlin a publié un cas de diabète consécutif, selon lui, à la cicatrisation d'un vésicatoire. L'application d'un cautère sur la cicatrice aurait suffi pour faire disparaître la glycosurie.

M. Onimus a communiqué une observation de ce genre : X..., diabétique depuis plusieurs années, a eu un abcès froid dans la région sacrée ; chaque fois que l'abcès s'ouvre, le sucre disparaît des urines qui habituellement en contiennent de 100 à 140 gr. par 24 heures.

J.-P. Franck, cité par Marchal de Calvi, parle d'un diabétique chez lequel l'ouverture d'un vaste abcès survenu aux fesses, amena la cessation de tous les symptômes généraux et la cicatrisation des plaies préexistantes.

Dans le fait de Vogt de Berne résumé par M. Charcot on trouve aussi cette remarque. On constate que le sucre diminue et même disparaît au moment où la suppuration est plus abondante.

CHAPITRE III.

INFLUENCE DU DIABÈTE SUR LES PLAIES.

Il est suffisamment démontré que le diabète a une influence considérable sur la production des lésions locales, surtout à la peau et dans le tissu cellulaire; c'est à un tel point que j'ai cru pouvoir émettre ce principe : La glycémie est généralement la cause des accidents phlogoso-gangréneux chez les diabétiques.

Etant donnée cette influence productrice des lésions inflammatoires, c'est-à-dire modificatrice de la nutrition des tissus cellulaire et cutané; étant donné en même temps, un traumatisme limité; n'est-on pas en droit de conclure que l'état général réagira sur la lésion locale et la modifiera dans un certain sens, lui imprimera le même cachet qu'aux lésions déterminées par lui spontanément.

La déduction est rigoureuse ce me semble; mais l'argumentation ne suffit pas ici pour amener la certitude, il est plus sage de ne s'en rapporter qu'aux faits. Je vais donc examiner tous ceux qui sont à ma connaissance et voir parmi eux s'il en est qui abondent dans mon sens.

Pour procéder avec ordre, voici comment je divise la question :

ART. Ier. — Influence du diabète sur les compressions, contusions, fractures.

ART. II. — Influence du diabète sur les piqûres, écorchures.

ART. III. — ... Sur la cicatrisation des ulcères et des plaies spontanées en général.

ART. IV. — Influence du diabète sur les plaies chirurgicales.

ART. Ier. — Influence du diabète sur les compressions, les contusions, etc.

Je n'ai trouvé qu'un fait dans lequel le diabète ait eu une influence marquée sur la production d'eschares, en un lieu du corps soumis à la compression, mais il est assez concluant, pour qu'on admette cette influence sans réplique. C'est le fait communiqué par M. Gallard à la Société médicale d'observation en 1856, et publié par cette Société en 1857. J'en consigne ici les éléments principaux :

Obs. III. — Ganneron, 33 ans, entre à la Pitié, le 22 novembre 1854, dans le service de Valleix.

Il a toujours eu un grand appétit, mangeant plus de 1 kilogremme de pain par jour. Faute de ressources suffisantes, il se nourrissait mal, mangeait du pain, du lard, et des légumes en abondance. Il n'a jamais rien remarqué du côté des urines.

Etat au 22 novembre : constitution détériorée ; amaigrissement ; face pâle ; chairs molles ; tendance à l'assoupissement ; appétit impérieux : 2 à 3 kilogrammes de pain par jour, boisson en grande abondance ; digestions faciles, selles régulières ; salive acide ; cataractes commençantes ; peau sèche, point de sueurs, ni désirs ni érections depuis deux mois ; urines évaluées à 4 ou 6 litres par jour, limpides, acides, contenant manifestement du sucre. Alimentation abondante ; bordeaux ; alcalins ; bains de vapeur.

Jusqu'au 1er janvier, le malade passe par des alternatives de mieux et de plus mal ; il mange énormément (jusqu'à 7 portions) sans indigestion ; il urine entre 4 et 6 litres par jour ; urine limpide, acide ; même réaction. La vue s'est améliorée, la sueur est revenue.

3 janvier. On constate à la percussion un vaste épanchement dans la plèvre gauche. Le malade se lève encore.

Le 4. La matité est encore plus étendue ; 10 ventouses scarifiées.

Le 6. L'appétit manque pour la première fois, deux selles liquides, pouls à 84, plus mou que de coutume. La diarrhée continue les jours suivants, et la matité baisse un peu.

Le 13. Eschares au sacrum.

Le 14. Gangrène à l'épaule gauche qui appuie sur le lit. Marasme.

Le 15. Mort.

Autopsie. — 2 litres de liquides purulent dans la plèvre gauche ; coloration vineuse foncée du foie ; vésicule distendue ; reins d'un rouge foncé dans la portion tubuleuse ; rien à l'encéphale.

Ce cas a été relevé par M. Fauconneau Dufresne et par Marchal de Calvi, comme un exemple de gangrène diabétique, et si quelqu'un s'inscrivait en faux contre cette assertion, qu'il cite un fait dans lequel, en si peu de temps, le séjour au lit ait amené pareils accidents. Le malade se levait encore le 3 janvier, et le 13, des eschares se formaient au sacrum, le 14, la gangrène se montrait à l'épaule. Peut-on supposer que le décubitus seul aurait amené ce résultat, surtout à l'épaule, et ne faut il pas admettre une cause générale, qui n'est autre, en cette circonstance, que le diabète?

Les observations de contusion chez un diabétique ne sont guère plus nombreuses; mais si, dans le cas précédent, on a pu regarder le diabète comme la cause génératrice de la gangrène, n'est-il pas plus légitime de supposer, qu'un instrument contondant, qui par lui-même, prédispose à la mortification de la partie atteinte, pourra parfaitement, avec l'aide du diabète, déterminer des eschares dont l'étendue et la profondeur ne seront plus alors en raison directe de la surface frappée et de la violence du coup; du reste voici encore des faits.

Bardsley, (*Medical reports of cases*) cité par Marchal de Calvi, parle d'un malade, chez lequel une contusion de la jambe fut le point de départ d'un ulcère, qui prit à un moment donné, le caractère phagédénique.

M. Verneuil a eu l'obligeance de me donner l'observation suivante; c'est le seul cas de fracture que j'aie pu recueillir.

Obs. IV. — X..., 35 ans, employé au chemin de fer du Nord, entre à l'hôpital Lariboisière le 13 janvier 1872.

Il est diabétique depuis au moins quatre ans : En 1868, incommodé par une soif excessive et des mictions très-fréquentes, il consulta un médecin qui constata la présence du sucre dans l'urine ; un régime tonique le remit en bon état et fit disparaître les symptômes. En août 1871, après le siége, le malade fut repris des mêmes symptômes qui durent depuis cette époque.

Jour de l'entrée : X... s'est embarrassé les pieds dans une chaîne de camion, il est tombé à terre ; fracture du tibia gauche, perforation de la peau de 2 millimètres environ, produite vraisemblablement par la pointe du fragment supérieur ; hémorrhagie légère ; occlusion avec baudruche et collodion ; trois heures après l'accident, appareil ouaté.

Du 14 au 24 janvier fièvre traumatique ne dépassant pas les limites favorables; urines abondantes, 2 à 3 litres.

Le 24. La fièvre, tombée déjà, est revenue ; le malade souffre de sa jambe. On enlève l'appareil ; il est complètement imbibé d'un liquide séreux, orangé, qui environne le membre. Les trois quarts inférieurs de la jambe et le cou-de-pied sont convertis en une surface blanchâtre, exulcérée, suintante. Les fragments n'ont pas changé de rapports ; pas d'engorgement profond.

Traitement du diabète. — Appareil de Scultet avec ouate.

Le 26. Les pièces de l'appareil sont moins tachées, au lieu d'un liquide purulent de couleur orangée, c'est un liquide presque séreux qui s'écoule. La surface blanchâtre est en voie d'élimination, sous forme d'une membrane blanc jaunâtre, résistante, de 1 millimètre d'épaisseur. Au-dessous d'elle, surface bourgeonnante, avec des points acuminés; au delà de l'ulcération, l'épiderme est soulevé comme par un vésicatoire.

Douleurs très-modérées ; température presque normale ; urines abondantes (1,500 à 2,000 grammes).

Du 26 au 30. L'appétit tombe ; légère infiltration du tissu cellulaire, de l'abdomen, des bourses et des membres inférieurs; une purgation avec de l'eau-de-vie allemande fait diminuer la quantité d'urine et l'infiltration ; la desquamation de la jambe continue par plaques dures, feutrées ; le microscope n'y découvre que le tissu du derme infiltré de pus.

Du 1er au 15 février. Les urines augmentent de nouveau, jusqu'à 3,600 grammes.

Le 15. Etat général assez bon ; l'infiltration a disparu ; la cicatrisation de la surface ulcérée commence en avant; plus de trace de la piqûre constatée le premier jour ; l'ulcération s'est étendue en arrière; les bourgeons sont pâles ; à peine y a-t-il de suppuration ; point d'empâtement dans les parties profondes.

Le 21. La cicatrisation ne fait pas de progrès; les fragments sont encore très-mobiles.

10 mars. Pas de fièvre ; alternatives de diarrhée et de constipation ; l'urine est en proportion inverse des selles ; moyenne : 2,000 à 2,500 gr.; toujours beaucoup de sucre ; état général bon ; l'ulcération ne se cicatrise nullement; tout l'épiderme, jusqu'au genou, est soulevé par une sérosité roussâtre; on remplace l'appareil de Scultet par une gouttière.

7 avril. Les fragments sont toujours aussi mobiles ; la polyurie, la glycosurie persistent ; l'ulcération n'a fait aucun progrès ; suspension de la jambe dans un hamac.

Le 28. La cicatrisation de la peau est complète ; les fragments sont encore mobiles ; l'urine est toujours abondante et sucrée.

6 mai. La fracture se consolide; l'urine est à peu près normale comme qualité et comme quantité.

Le 17. Consolidation à peu près complète.

Dans ce cas l'influence du diabète se manifeste de deux façons; par la lenteur de la cicatrisation superficielle, par le retard de la consolidation osseuse.

ART. II. — Influence du diabète sur les piqûres, etc.

Ici les faits sont plus nombreux que dans l'article précédent :

Mon premier maître en chirurgie, M. Fleury de Clermont nous avaitraconté plusieurs fois le fait suivant en ces termes.

« J'ai vu M. C..., pharmacien, mourir en très peu de temps d'une plaie légère qu'il se fit en coupant un cor. Les accidents qui se manifestèrent ensuite m'ont fait pouser qu'il devait être diabétique; mais je sais pour tous renseignements à ce sujet qu'il urinait beaucoup. »

J. Lathan (*facts and opinions concerning Diabetes*), cite cette observation de D. Pitairn :

Un homme ayant été mordu à la main par un rat, il s'ensuivit une tuméfaction considérable de la main et du bras, et des abcès sur d'autres parties du corps. Le malade s'émacia, et les urines devinrent diabétiques.

Duncan attribue à des piqûres de sangsues les accidents gangréneux qui surviennent chez un malade diabétique.

Le même accuse une saignée d'avoir occasionné des phénomènes redoutables, et la mort chez un autre malade.

Landouzy donne comme point de départ de phlegmon et de gangrène, chez un diabétique, une piqûre d'aiguille à bâche qu'il se fit en travaillant.

Favrot (voir obs. 29) rend justiciable des accidents survenus chez son malade diabétique, l'extirpation peu dangereuse d'un cor.

Dans le fait de M. Gimelle (voir obs. 11), c'est aussi de l'extirpation d'un cor que datent les accidents sérieux suivis de mort qu'il rapporte. Dans le même fait des accidents très-graves, avaient été occasionnés par la piqûre d'une épine de rosier.

Dans celui de Dionis des Carrières (voir obs. 21), on voit aussi les complications gangréneuses faire explosion à l'occasion d'une piqûre d'ononis repens.

Je pourrais encore citer comme exemples de piqûre chez des diabétiques les opérations de cataracte ou la ponction d'un hydrocèle (voir obs. 46), mais ces faits sont mieux placés aux lieux qu'ils occupent.

Je puis aussi ranger dans cet article, à titre de lésion superficielle, le fait suivant de M. Demarquay.

Obs. V. — Dans le courant de 1863, on transporta à la Maison municipale de santé une femme ayant dépassé la cinquantaine, de forte complexion, atteinte d'un phlegmon gangréneux de la nuque, large et profond, survenu à la suite d'un vésicatoire que l'on avait appliqué sur cette région, pour une choroïdite rebelle. On pratiqua des incisions qui montrèrent le tissu cellulaire sphacélé dans une grande étendue, et s'étant assuré de l'existence du diabète, qui datait de plusieurs années, on prescrivit les moyens appropriés, notamment les toniques. Ce fut en vain : l'adynamie survint, fit de rapides progrès, et la mort eut lieu au bout de peu de jours.

Enfin, voici un fait que j'ai pu observer moi-même dans le service de M. Verneuil.

Obs. VI.— Gros (Anselme), 57 ans, charpentier, entre à l'hôpital dans le service de M. Verneuil, le 23 septembre 1873, pour des accidents survenus à la suite d'une piqûre au talon.

Commémoratifs : il a toujours été très-sec, mais se portant bien, quelquefois fatigué par les ribotes du lundi ; il n'a jamais eu ni rhumatismes, ni fièvre intermittente, ni syphilis ; point d'habitudes marquées d'ivrognerie ; pas de prédilection spéciale pour certains aliments, il aimait assez cependant les choses sucrées.

Il a eu plusieurs fois dans sa vie, et surtout depuis sept mois, de grandes peines morales, à un tel point qu'il est encore souvent préoccupé de ses malheurs, et qu'il semble distrait quand on l'interroge ; dans sa jeunesse, coup peu violent à la nuque.

Dans le courant de juin, c'est-à-dire il y a trois mois environ, il a été pris tout d'un coup d'un appétit féroce, il dévorait, dit-il, plutôt qu'il ne mangeait, et il buvait en proportion; les urines étaient aussi abondantes et fréquentes.

Le 8 septembre, en travaillant dans son atelier, un clou lui est entré dans le talon droit à une profondeur de 2 centimètres environ; pendant huit jours il ne s'est pas inquiété de cette piqûre, il a continué à travailler quoique son pied fût douloureux et qu'il marchât seulement sur la pointe.

Vers le 15 septembre, les douleurs s'accentuent davantage, le pied s'enfle tous les soirs, un malaise général se fait sentir; plus d'appétit, soif exagérée, le malade commence à s'apercevoir qu'il maigrit, néanmoins, il travaille encore jusqu'au 20, et le 28, se voyant de plus en plus souffrant, il se décide à entrer à l'hôpital.

Etat au jour de l'entrée : la lésion locale et les manifestations générales sont si peu accentuées, qu'on reçoit le malade sans lui donner beaucoup d'attention. Il ne reste plus de traces de la piqûre, mais le pied est douloureux, un peu gonflé : cataplasmes simples; repos.

30 septembre. On constate que le pied a continué à enfler et que la rougeur diffuse des premiers jours s'est étendue. Il n'y a pas d'empâtement dans la région; le malade se plaint d'une soif violente. L'attention est éveillée par ce fait.

7 octobre. Eschare de la dimension d'une pièce de 50 centimes au dessous de la malléole interne. M. Nicaise, suppléant de M. Verneuil, fait un débridement à ce niveau, il sort un peu de liquide séro-purulent. A ce moment là le malade n'ayant pas encore donné clairement les renseignements ci-dessus sur ses antécédents, on fait néanmoins l'analyse de l'urine. Le diagnostic de phlegmon diabétique est posé *a priori* et l'analyse des urines en donne une parfaite confirmation : celles du 6 octobre, recueillies et essayées par M. Grondar, pharmacien du service, donnent : Poids total de l'urine rendue, 2,750 grammes; poids du sucre par litre, 50, 54 h.; soit en tout : sucre 139 grammes.

9 octobre. Une collection purulente s'est formée à 55 centimètres la racine du petit orteil, sur le dos du pied. M. Nicaise fait une ouverture à ce niveau, et il en sort une quantité de pus assez considérable.

Le 11. Point de mieux dans l'état général; le malade maigrit; inappétence, soif considérable, fièvre, suppuration abondante et douleur dans les pieds.

Le 13. Même état; pain de gluten et bicarbonate de soude.

Le 14. Urine 1250, sucre 59.

Le 15. Toute la plante du pied est le siége d'un phlegmon. Incisions sur le bord interne et sur la face plantaire du talon. On passe un tube à drainage sous le pont qui sépare les deux incisions. Injections phéniquées détersives dans le tube deux fois par jour.

Le 16. Diarrhée, peu de sommeil. Suppression du bicarbonate de soude.

Le 19. La diarrhée a cessé. Suppression du pain de gluten que le malade ne peut plus supporter.

Ls 21. Urine 1500 grammes, sucre 8 grammes.

Le 25. Suppuration abondante, inappétence, émaciation très-prononcée. Pronostic très-grave, M. Verneuil agite la question d'opportunité de l'amputation.

Le 18. Urine 2500 grammes, sucre 12, 375.

Le 31. L'appétit est un peu revenu ; le malade se trouve mieux, il boit moins.

3 novembre. Le mieux persiste.

Le 4. Urine 2200 grammes, sucre 12, 375.

Le 6. Suppuration moins abondante, il paraît y avoir un peu d'amélioration de l'état général.

Du 6 au 12 Alternatives d'inappétence et d'appétit, soif peu accentuée.

Le 12 au soir. Petits frissons de cinq minutes et demi. Température axillaire, 38.

Le 13 matin. M. Verneuil averti des frissons de la veille, et redoutant une résorption, fait faire une injection iodée. Le soir. Nouveau frisson qui dure cinq minutes. Température 41°. A huit heures du soir, délire.

Le 14. Urine 1250 grammes, sucre 6 grammes. Température du matin, 37°,2. Pas de frisson. Le malade mange dans la journée.

Le 15. Température du matin 36°,4 ; soif modérée, peu d'appétit ; langue d'un noir rougeâtre, langue fendillée au milieu, humide sur les bords, température du soir 38°,2.

Le 16. Frisson d'un quart d'heure le matin. Température le soir 40,°4. Mort à huit heures et demie.

Autopsie. Le pied malade est le siége d'un vaste phlegmon gangréneux qui a disséqué les muscles et détaché la plus grande partie de la peau. Point de lymphangite ni d'adénite dans le membre. Le calcanéum est nécrosé au niveau du point primitivement atteint par la piqûre.

Poumons : intacts. Reins : peu volumineux, point congestionnés. Rate : consistance normale, induration de la capsule. Foie : consistance normale, coloration un peu moins foncée, quelques abcès métastatiques forment çà et là un pointillé jaunâtre sous la capsule de Glisson.

Cerveau. Coloration ordinaire, un peu plus mou qu'à l'état normal.

Dans tous les cas, on est frappé de la disproportion considérable qui existe entre la cause occasionnelle et ses résultats.

Etant donné un homme sain, on peut affirmer en général que de pareilles lésions, à peu près insignifiantes par elles-mêmes, n'auraient aucune conséquence fâcheuse ; ici, au contraire, nous voyons les accidents les plus redoutables leur succéder. Il se fait une explosion subite de manifestations terribles, comme si une étincelle avait mis le feu à un réservoir de matières inflammables. Quelles sont ces matières inflammables, quelle est cette puissance n'attendant que le signal pour se déchaîner ? On ne saurait en trouver dans tous ces cas d'autre que le diabète. Aussi Landouzy avait-il raison de dire à ses élèves ces paroles déjà citées : Les diabétiques sont de vrais *noli me tangere* ; il faut prendre garde chez eux à la moindre écorchure, à la piqûre la plus insignifiante.

ART. III. Influence du diabète sur la cicatrisation des plaies spontanées.

J'ai dit au début de ce travail que souvent on voyait survenir des ulcères chez les diabétiques ; sans chercher maintenant si l'ulcère a été primitif ou consécutif à une gangrène. Je constate seulement qu'il existe et je veux, d'après l'examen des faits, en déterminer le mode général d'évolution.

Je consigne ici les faits de gangrène et d'ulcères, ils sont nombreux, aussi ne donnerai-je pour chacun que les éléments essentiels.

OBS. VII. « Un gentleman diabétique ayant passé la période moyenne de la vie fut atteint d'ulcères aux pieds, ayant un caractère gangréneux, qui devinrent promptement funestes. » (Hodgking, De diabete and certain forms of cachexy).

OBS. VIII (du même auteur). « Dans un cas de diabète, que je suivis plusieurs années, et qui fut même le plus prolongé dont j'ai eu connaissance, les pieds urent longtemps dans un mauvais état, toujours menacés de la formation d'ulcères que l'on ne prévenait que par les soins les plus assidus. Finalement la gangrène la plus caractérisée s'empara d'un orteil et s'étendit graduellement à toute la moitié antérieure du pied, offrant l'apparence d'une gangrène sénile sèche, on arrêta ses progrès et l'on para à ses inconvénients en mettant les parties sphacélées à l'abri du contact de l'air. Je crois que le malade ne survécut pas plus de six ou sept mois à dater du moment où la gangrène fut franchement déclarée. »

Obs. IX. Fait de M. Lizé, du Mans, communiqué par M. Verneuil : M. O..., 49 ans, constitution forte, tempérament sanguin pléthorique ; grand buveur.

En 1862 et 63, ulcères aux jambes, sans varices. Comme ils résistaient à tous les traitements externes, les urines furent analysées ; elles contenaient 32 grammes par litre de glycose. Un traitement alcalin et un régime tonique approprié firent disparaître rapidement les ulcérations.

Le 21 août 1866. O..... est obligé de s'aliter, à cause de douleurs atroces à la plante du pied droit, surtout au niveau du deuxième orteil. A la base de cet orteil existe un point noir laissant suinter une sanie roussâtre. La plante du pied et toute la jambe jusqu'au jarret ne peut supporter la moindre pression. L'analyse des urines donne 40 grammes par litre de glycose.

Les jours suivants toutes les parties molles de l'orteil se sphacèlent; poudre de quinquina imbibée d'alcool camphré.

Le 2 septembre, redoublement des douleurs spontanées qui sont atroces, énorme abcès ; gangrène de la plante du pied et aspect noirâtre des tissus suivant le trajet du deuxième métatarsien jusqu'au niveau du talon.

Gangrène du quatrième orteil. Nouvel abcès au niveau de la malléole interne, incision avec le bistouri. Décollement de la peau des régions voisines. Hémorrhagies successives réprimées par le perchlorate de fer. Traitement alcalin, pain de gluten. Résorption purulente. Mort le 10 octobre.

Obs. X. (Mialhe et Bergeron). — M. G....., diabétique depuis 1845, et ayant souffert de divers accidents gastriques, se livre en 1854 aux soins de M. Bergeron pour des accidents d'une autre nature : Un furoncle sur le milieu de la jambe droite, ouvert par le bistouri devient le siége d'une gangrène, qui sans cause appréciable et malgré les soins les plus éclairés s'étend rapidement à toute la jambe, et la mort arrive deux ans après. Les urines ne contenaient cependant plus de sucre.

Obs. XI. (M. Gimelle). — Le colonel G....., tempérament sanguin, fortement constitué, commence à éprouver à 54 ans les symptômes du diabète : les urines examinées donnèrent 40 grammes pour 1000 de sucre. Le traitement ordinaire du diabète n'amena point d'amélioration dans l'état général. Néanmoins il se soutenait à force de soins. Une piqûre de rosier, à la jambe, occasionna chez lui un ulcère de mauvaise apparence qui cependant se cicatrisa en six semaines, mais ayant voulu se couper un cor, la gangrène s'empara de l'orteil qui en était le siége et marchant d'une façon envahissante elle amena la mort en trois mois.

Obs. XII. (Dr Huette). — Madame X..., 50 ans, constitution vigoureuse, tempérament sanguin, facies coloré, embonpoint opulent, toutes les apparences d'une santé florissante au 8 juillet 1866. Elle se plaignait depuis quelques temps d'un petit durillon situé sur le côté interne du gros orteil droit. Ce petit durillon, d'une couleur brun, était entouré d'une aréole légèrement rosée et bordé par un soulèvement de l'épiderme d'un millimètre. Du 8 juillet au 1er août. État stationnaire. Le 1er août, je détache facilement le durillon avec la pointe des ciseaux ; il a la forme d'une petite lentille et recouvre un ulcère à fond jaunâtre et à bords taillés à pic. Une aiguille plongée au milieu de l'ulcère ne détermine aucune douleur, et par une pression soutinue pénètre à une profondeur de six ou huit millimètres où la pointe rencontre l'os. En saisissant le fond de l'ulcère avec une pince à dent de souris, on sent qu'il se compose de villosités fibreuses, serrées en pinceau, résistantes et profondément attachées à l'os. Application d'un petit morceau de sparadrap.

15 août. Le durillon s'est reformé ; enlevé de nouveau, il permet de constater les mêmes phénomènes que ci-dessus. Le diamètre de l'ulcération est cependant augmentée d'un millimètre.

12 septembre. J'enlève le durillon avec un peu des parties saines jusqu'à l'os. La plaie saigne abondamment. Pansement simple à sec ; quelques bandelettes compressives. La plaie se cicatrice lentement.

Un mois plus tard, 10 octobre, un point noir, dur, irrégulier apparaît au milieu de la cicatrice. L'orteil devient rouge et très-douloureux. Insomnie. L'épiderme se soulève irrégulièrement par place ; teinte bleuâtre de la peau et tous les signes d'une gangrène sèche. En dix jours l'eschare atteint les dimension d'une pièce de 50 centimes.

Jusqu'à cette époque la santé générale de la malade avait été parfaite, aucun symptômes de diabète.

Elle fit un voyage à Paris, et au lieu de consulter notre regretté confrère Follin, elle entra dans le service de M. Demarquay. Le diabète fut constaté.

Quelques toniques et la glycérine firent tous les frais du traitement.

Le mal s'aggrava, et après plusieurs mois de souffrances, madame X... revint mourir dans sa famille, à Montargis.

Obs. XIII. (Marchal de Calvi). — M. V..., 45 ans, corpulent, tempérament sanguin, gras, buvant énormément et urinant en proportion, diabétique d'une façon patente, présenta trois sortes d'accidents : des eschares superficielles qui se détachaient et se cicatrisaient facilement, des furoncles multiples, et enfin le sphacèle d'un orteil qui fut détaché et se cicatrisa rapidement. Quelques mois après, phlyctènes à deux orteils et gonflement du pied correspondant. 64 grammes de sucre par litre d'urine. Décubitus dorsal, le pied élevé et cataplasmes. L'orage se dissipa contre toute attente; le sucre diminua, les accidents inflammatoires se dissipèrent et, dans l'espace de vingt jours, il put reprendre ses occupations.

Quelques mois plus tard, nouvelle inflammation gangréneuse du pied, et le malade meurt avec des symptômes gastriques et pulmonaires très-graves.

Obs. XIV (M. Champouillon). — Diabète chez une dame de 47 ans, de constitution robuste. Le petit orteil droit est subitement envahi par une douleur brûlante, il devient livide et une eschare se forme au côté externe ; tout le pied est le siége d'une tuméfaction chaude et colorée, néanmoins l'eschare se limite, tombe, et quarante-six jours après, la cicatrisation était complète.

Obs. XV. (Billiard (de Corbigny). — R..., âgé de 52 ans, bonne constitution, a souffert longtemps de lombago puis de sciatique. Il est diabétique ; mais ce n'est découvert que plus tard.

En 1851. Sur le métatarse gauche, plaque rouge, puis eschare qui se cicatrise bien.

En 1852. Erysipèle au pied droit, gangrène à la plante du pied, sphacèle du petit orteil. Cette fois le malade succombe.

Obs. XVI. (Griesinger). — Un jeune homme, boucher, fut atteint subitement d'inflammation des parties molles et des os de deux orteils. Au bout de quelques jours, érythème avec stries rougeâtres sur tout le pied et la jambe. Un peu plus tard, plaques gangréneuses sur le dos du pied. Les urines étaient très abondantes et très-chargées de sucre, la soif inextinguible. Diète rigoureuse.

La gangrène se limita, les parties sphacélées tombèrent, et en six semaines la cicatrisation était terminée.

Obs. XVII. (M. Musset). — M. A..., capitaine retraité, un peu obèse, santé antérieurement excellente. Pris subitement de douleurs violentes dans un pied. Le quatrième orteil devient le siége d'une gangrène, qui se généralise bientôt à tout le pied, malgré tous les soins possibles. Le malade succombe en deux mois : il était fortement diabétique.

Le même auteur a deux autres observations de sphacèle et de gangrène étendue, des deux pieds dans un cas, d'un seul pied dans l'autre. Les deux malades moururent par suite de ces lésions.

Je pourrais encore citer beaucoup d'autres faits dans lesquels, sous l'influence du diabète, il s'est formé des ulcères, des eschares, des sphacèles; mais plusieurs appartiennent plutôt au paragraphe où je m'occuperai du phlegmon, et je vais terminer cette énumération par une observation que je dois à l'obligeance de mon excellent maître, M. Fleury.

Obs. XVIII. — M. X..., artiste distingué, originaire de Pologne, a, comme beaucoup de ses confrères, beaucoup chanté, peu amassé. Il est diabétique depuis douze ans; il en a 60.

Il y a six ans de cela, son caractère subit de telles modifications qu'on le crut en train de perdre la tête : chose étrange, une saison à Vichy (source de la Grande-Grille) rétablit l'équilibre de ses idées. Actuellement il vit pauvre et triste du fruit de quelques leçons.

Lorsque je le vis pour la première fois, il me montra sur la face interne de sa cuisse droite un ulcère grand comme la paume de la main d'un adulte, à bords décollés, déchiquetés : on eût dit que la dent d'un animal y avait laissé des traces profondes. Rien dans les ganglions de l'aîne. Ce n'était ni du cancer, ni de la scrofule, ni de la syphilis. Que pouvait-ce bien être sinon un accident diabétique? Le malade y éprouvait d'horribles douleurs que calmait assez bien la morphine.

Cette large perte de substance existait depuis trois ans et avait été précédée de quatre ans par de gros tubercules occupant le même siége. Teinture d'iode, camphre en poudre, tranches de citron, solution caustique de nitrate d'argent, rien n'y faisait; seul le baume Chiron a paru être avantageux. L'ulcère n'est cependant pas encore cicatrisé, mais il est réduit au quart de ce qu'il était la première fois que je le vis. L'urine contient toujours beaucoup de sucre. L'un des yeux est complètement perdu, l'autre se perd de jour en jour. Mais à cela près la santé est parfaite, l'appétit excellent.

De tous ces faits, que puis-je tirer d'utile pour les malades futurs dans le même cas, et puis pour la science ? A peu près partout je remarque que le début est marqué par des douleurs vives, souvent atroces ; que la gangrène se manifeste avec une rapidité telle qu'on ne peut la prévenir par tous les moyens appropriés ; que la cicatrisation, quand elle a lieu, se fait avec une lenteur excessive ; que, le plus souvent, pour peu que les lésions locales soient graves, et même sans cela, le résultat définitif est la mort, prévue quelquefois, mais quelquefois aussi foudroyante.

Quant aux furoncles, ils ont été si souvent observés chez les diabétiques, que les médecins ont dû en attendre et en remarquer les résultats ; or, je ne trouve pas un cas historique dans lequel il soit parlé d'accidents graves à la suite de furoncles. Il est donc possible de supposer que les furoncles diabétiques évoluent comme les autres, mais avec un peu plus de lenteur. Cette hypothèse prendra du poids par la remarque qui sera faite dans la suite sur la bénignité relative des anthrax diabétiques.

ART. IV. — Influence du diabète sur les plaies chirurgicales.

J'ai réservé pour cet article tout ce qui a rapport aux anthrax et aux phlegmons, car si quelquefois ils donnent lieu à des plaies spontanément, le plus souvent ils nécessitent des débridements, des incisions, et alors ils rentrent dans la catégorie des plaies chirurgicales.

Dans les plaies chirurgicales il y a à considérer :

Les accidents immédiats,
Les accidents secondaires,
Le résultat définitif.

Ici je vais, par conséquent, étudier l'influence du diabète sur ces trois sortes de faits.

§ 1er. — *Accidents immédiats : Hémorrhagie, douleur, syncope.*

La douleur n'est nullement exagérée, et même au contraire, dans plusieurs cas où il en est parlé, il est dit qu'elle fut moindre que d'ordinaire; quelques observations portent qu'elle fut presque nulle.

La syncope n'est inscrite nulle part, et il est à présumer qu'elle n'est pas plus fréquente chez les diabétiques que chez les autres malades, quand les conditions extrinsèques sont les mêmes.

L'hémorrhagie mérite une mention plus sérieuse :

M. Verneuil, ai-je dit au début de ce travail, a manifesté plusieurs fois ses craintes au sujet des pertes de sang, qui peuvent suivre les incisions chez les diabétiques. J'ai parcouru, sous ce rapport, toutes les observations contenues dans le livre de Marchal de Calvi, et à peu près toutes celles publiées depuis 1864; or, je ne trouve point une relation nécessaire entre le diabète et les hémorrhagies consécutives aux débridements chirurgicaux. Cet accident n'est mentionné que deux ou trois fois sur une centaine de cas : c'est dans les observations IV et IX de M. Verneuil, dans l'observation XII de M. Huette, et dans l'observation XIX. On ne peut pas d'un si petit nombre de faits tirer une conclusion générale, surtout quand on aurait contre soi la masse imposante de tous les autres.

M. Giraldès, répondant à la pensée de M. Verneuil, disait en 1866, à la Société de chirurgie, qu'il ne faut pas poser cette crainte en principe, et citait un fait personnel à l'appui de son affirmation.

A la même Société, et sur ce sujet, M. Blot émit le vœu suivant : Comme il avait constaté l'influence de l'albuminurie sur les métrorrhagies accompagnant la délivrance; comme en outre, le diabète et l'albuminurie vont souvent de pair, surtout chez les nouvelles accouchées; il serait bon de faire la part de chaque élément dans la production des hémorrhagies.

Cette remarque a d'autant plus de poids que la coïncidence entre le diabète vrai et l'albuminurie n'est pas très-rare, comme je l'ai dit au commencement, et il serait utile de savoir si les hémorrhagies, redoutées par M. Verneuil, ne sont pas du fait de cette dernière affection, auquel cas elles ne se présenteraient généralement que dans la période de cachexie. A ce moment-là, d'ailleurs, d'autres considérations contr'indiquent l'intervention chirurgicale. Je n'ai pu recueillir des documents pour éclairer cette question.

§ II. — *Les accidents secondaires possibles sont :*

Les hémorrhagies secondaires ; l'érysipèle ; l'infection purulente ou putride.

Nulle part je n'ai trouvé de documents relatifs à la fréquence de l'érysipèle ou des hémorrhagies secondaires chez les opérés diabétiques. Comme l'attention des médecins, surtout depuis 1864, a dû être éveillée sur les moindres détails afférents à ce sujet, il est probable que, si ces accidents n'ont pas été notés, c'est qu'ils n'ont pas existé.

Quant à l'infection purulente, est-elle plus à redouter chez les diabétiques que chez les autres malades à la suite de débridements ?

Ce n'est point l'avis de M. Trélat ; en 1866, à l'Académie de chirurgie, il disait : « Quand on néglige, en raison du diabète, l'intervention habituelle, on oublie que cette négligence est favorable à des manifestations non moins à craindre, telles que l'infection purulente ou putride. »

Il semblerait, d'après cela, que les incisions, pratiquées sur un anthrax ou un phlegmon diabétique doivent prévenir plutôt que favoriser l'invasion de ces accidents redoutables. Je ne veux discuter ni interpréter cette assertion ; je constate seulement qu'il n'a pas encore été publié de cas où un phlegmon diabétique ait déterminé l'infection purulente, parce qu'il n'avait pas été ouvert. Je trouve, au contraire, deux exemples d'infection purulente ou putride chez des malades où le pus avait son libre écoulement.

C'est dans un fait de M. Vogt de Berne, et dans celui cité plus haut. de M. Lizé, du Mans (obs. IX).

Dans ces deux observations, il est dit que le malade mourut de résorption purulente.

Avec ces documents, on ne saurait constituer une réponse à la question posée relativement aux complications secondaires.

Si maintenant on jette un coup d'œil d'ensemble sur tous les faits connus de plaie spontanée ou chirurgicale chez les diabétiques, on constate ceci :

La plaie a un aspect blafard, les bourgeons sont mous, ils saignent facilement, le pus n'est pas louable, il est séreux, souvent sanguinolent. Les bords sont d'un violet pâle vineux, ils ont de la tendance à se gangréner, à se décoller, plusieurs jours après l'incision ils semblent encore fraîchement coupés, l'empâtement du pourtour est peu chaud, peu douloureux, pas de réaction générale proportionnée à la gravité des lésions locales.

Je ne saurais citer à l'appui de ces assertions toutes les autorités auxquelles je les dois ; mais elles sont l'expression exacte du souvenir qu'a laissé dans mon esprit la lecture des nombreux faits que j'ai dû parcourir.

§ III. — *Résultats définitifs des plaies chirurgicales chez les diabétiques.*

On peut dire en un mot que le résultat est ou la cicatrisation ou la mort, arrivant après une période de durée fort variable. Il y a des exemples nombreux de ces deux sortes de résultats, mais, comme je ne veux pas surcharger ce travail de faits peu importants, je mentionnerai seulement ceux qui peuvent servir à des conclusions pratiques, éliminant ceux dans lesquels l'étendue de la lésion suffirait à expliquer la mort, parce qu'il n'est pas légitime alors d'accuser l'intervention chirurgicale de ce résultat.

Le débridement des anthrax a donné lieu à plusieurs discussions au sein de l'Académie et de la Société de chirurgie : Landouzy, en 1862, n'avait fait qu'exprimer le sentiment général en disant : Prenez garde !

Jordão a dit aussi : l'incision des anthrax diabétiques entraînerait les plus graves conséquences, elle serait suivie du développement très-rapide de la gangrène, et de la mort en quelques heures.

A ces opinions je puis opposer celles de MM. Legouest, Demarquay, Trélat, etc., surtout celle de Marchal de Calvi, qui ne craignait pas d'affirmer, d'après son expérience personnelle, que la guérison de l'anthrax diabétique est de règle.

Je me mets du côté de ces derniers, non pas seulement par déférence pour leur nom et leur nombre, mais parce que, d'après les faits analysés, je trouve qu'ils ont pleinement raison. Suivent les preuves :

M. Legouest en 1870, disait à l'Académie de chirurgie : J'ai eu l'occasion de soigner douze ou treize personnes très-grasses qui étaient atteintes du diabète avec manifestations anthracoïdes, et bien qu'il y eût du sucre dans leurs urines, les accidents phlegmasiques ou traumatiques n'ont pas moins bien guéri,

En 1866, l'avis de M. Demarquay était qu'il ne faut pas craindre de débrider l'anthrax, car il ne survient, disait-il, que chez les diabétiques forts et non encore épuisés.

M. Trélat, dont j'ai cité l'opinion, au sujet de l'infection purulente, possible si on ne débride pas, avance qu'il faut tenir plus de compte de la quantité de sucre que de sa présence.

Ceci est vrai en thèse générale, mais on doit remarquer aussi, avec M. Demarquay, que fréquemment l'état du malade est grave avec peu de sucre, et réciproquement.

Obs. XIX. — M. V..., 48 ans environ, d'un tempérament sanguin, d'un embonpoint plus qu'ordinaire, toutes les apparences de la santé.

Antécédents diabétiques douteux. Il n'aimait ni le sucre ni les fruits, il avait une répulsion invincible pour les légumes. Un dîner maigre lui causait presque toujours une indigestion. Il consommait beaucoup de pain, de viande, de café; il avait déjà étant enfant une soif telle que les vignerons du pays disaient : il a une éponge dans le gosier. Miction normale, sueurs profuses.

Jamais une maladie. Une chute de cheval sans suites fâcheuses; une seconde chute, d'un rocher, à la chasse, qui a un retentissement considérable sur l'état général, en 1867.

En 1869, il se forme dans le dos de M. V..., un énorme anthrax, qui s'ouvre spontanément au sommet; mais le médecin juge utile de largement débrider, et il fait deux incisions cruciales de 12 à 15 centimètres. La plaie saigne beaucoup.

M. Fleury ayant appris cela, conseille de faire analyser l'urine, et on y trouve du sucre en quantité considérable. La plaie se déterge et se cicatrise normalement en un mois à peu près.

16 août. L'état général est assez bon pour que M. V... puisse faire l'ouverture de la chasse, néanmoins depuis une huitaine de jours il ne se sent pas bien.

Du 20 au 25, la santé dépérit et le malade commence à maigrir, fièvre, langue sèche. Plus de 100 pulsations.

Du 25 au 30, l'amaigrissement est énorme sans cause appréciable.

Dans la nuit du 30 au 31, mort sans agonie.

Obs. XX (fait de Prout). — Un homme d'âge mûr, était sujet, à des intervalles d'une année ou deux, à des furoncles dont l'un, soit au dos, soit à la nuque, se transformait toujours en anthrax. Ils guérissaient sans encombre chaque fois. Pendant ces accès, le malade urinait beaucoup plus que de coutume. Après, la miction redevenait normale.

Obs. XXI (*Dublin medical Press*). — John Broadbent, 66 ans, layetier, entra à l'infirmerie royale de Manchester. Il présentait un large anthrax siégeant à la nuque. Quand on pressait cet anthrax, il s'écoulait du pus par les nombreuses ouvertures dont sa surface était criblée. Langue peu chargée; pouls faible. Incision, cataplasmes. Mixture : quinquina, ammoniaque, opium.

Les urines étaient abondantes, on les analysa : elles contenaient beaucoup de sucre. Leur densité était 1,031. Alimentation et traitement tonique, stimulant. Topiques stimulants.

Le malade se rétablit rapidement et au bout de 55 jours, on ne pouvait plus découvrir la moindre trace de sucre dans les urines.

Obs. XXII (*ut supra*). — John Awin, 62 ans, diabétique, entre à l'hôpital pour un vaste anthrax à la nuque. La tumeur avait une teinte vineuse, était criblée de petits pertuis. L'état général était mauvais; constipation, pouls faible et fréquent. Large incision et cataplasme irritant. Calomel à haute dose, purgation copieuse. Mixture tonique : quinquina, ammoniaque, opium.

Le lendemain, l'état du malade s'est amélioré : le pouls est meilleur, l'aspect de la plaie est aussi satisfaisant que possible; cependant il y a eu un peu de délire la nuit.

Urines : quantité 5 pintes 1/2 (environ 3 litres). Densité 1,031. Beaucoup de sucre.

Dans la suite, sous l'influence des stimulants des toniques et d'un régime convenable, l'amélioration progresse rapidement.

Obs. XXIII (M. Cabanellas). — M. X..., 50 ans, est pris au milieu de la santé la plus parfaite, d'un anthrax occupant toute la partie antérieure du cou et du menton. Plusieurs incisions longitudinales, et cautérisation avec le nitrate acide de mercure.

Quelques jours après. Nouveaux débridements et morceaux de pâte de Canquoin dans les ouvertures.

Peu à peu cette grave affection qui avait compromis la vie du malade, guérit sans laisser de difformité.

Pendant la convalescence, et seulement alors on s'aperçut que le malade était diabétique. 40 gr. de sucre par litre.

Obs. XXIV (Philippeaux et Vulpian). — M. M..., 73 ans, forte constitution, tempérament sanguin, jamais symptômes subjectifs de diabète.

Pris tout à coup d'hémiplégie qui disparaît peu à peu. 4 mois après, douleurs intenses dans la région lombaire, puis vaste anthrax dans cette région. Fièvre intense, soif vive. L'urine n'est pas augmentée. Trois incisions verticales, puis deux transversales. L'urine est manifestement sucrée.

L'anthrax augmente toujours; il atteint une dimension de 30 centimètres. Pendant deux mois, suppuration extrêmement abondante; le tissu cellulaire tombe par lambeaux.

Trois mois après le début, la cicatrisation est à peu près complète. Il n'y a plus de sucre dans l'urine.

Marchal (de Calvi) cite aussi un fait dans lequel plusieurs anthrax se développèrent sur tout le tronc d'un vieillard de 75 ans ; ils furent débridés largement, mais ce malade mourut épuisé par l'âge, la fièvre hectique et par une pneumonie intercurrente, qui, il est vrai, évolua normalement, mais concourut pour sa part à l'affaiblissement général.

Dans ce cas on peut bien, sans parti pris aucun, ce me semble, absoudre le fait local d'anthrax débridés, de toute culpabilité au sujet de l'issue funeste.

M. Alquié (Lettre à Marchal de Calvi), s'exprime en ces termes : J'ai encore vu et traité à Vichy, quatre diabétiques qui furent atteints d'anthrax à la nuque. Tous ces anthrax ont guéri, mais non sans peine et sans dangers.

Il me semble que cette énumération est suffisante pour amener la certitude sur la bénignité relative de l'anthrax diabétique : partout l'anthrax simple, et sans autres complications, a guéri complètement; les vastes plaies qu'il avait nécessitées, ont été utiles plutôt que pernicieuses.

Pour mon compte, j'aurais à soigner un malade dans ces conditions, je n'hésiterais guère à pratiquer de larges incisions, parce qu'elles sont à peu près inoffensives, parce qu'elles font cesser les douleurs, parce qu'elles peuvent arrêter les progrès du mal et l'extension des décollements. Si, de plus, on considère que l'anthrax et les affections de ce genre surviennent, en général, chez des hommes gros et forts, et non chez les gens déjà cachectisés, le doute n'est plus permis.

Quant au manuel opératoire, je ne saurais me prononcer ; et, si quelqu'un redoute le bistouri, j'autorise parfaitement les caustiques chimiques ou le cautère actuel. Jusqu'à plus ample informé, la valeur de chacun de ces moyens paraît à peu près égale.

Pour le phlegmon diabétique, les opinions sont encore partagées, comme pour l'anthrax, et cela se comprend facilement, si l'on songe que souvent ils ont été pris l'un pour l'autre. J'en viens immédiatement aux faits, et j'élimine ceux dans lesquels la cause de la mort est complexe, ne voulant pas imputer au diabète des accidents funestes, que le siége ou l'étendue de la lésion suffirait seule à expliquer.

Obs. XXV. — (Je la dois à l'obligeance de M. Horteloup que je cite textuellement) :

Le 11 décembre 1867, j'étais appelé auprès de M. S..., pour un phlegmon de la fesse droite.

M. S..., âgé de 71 ans, est un homme de petite taille, très-gros, qui avait été pris au commencement du mois, de douleurs violentes en allant à la garde-robe. La douleur s'était un peu calmée, mais elle était restée sourde pendant deux jours.

5 décembre. M. S... avait été pris de fièvre et obligé de s'aliter.

Le 11. Je le trouvai avec 130 pulsations, la peau chaude, la langue sèche, ayant eu du délire la nuit précédente.

Dans la région malade, je constatai un empâtement considérable, partant de l'anus, s'étendant sur la fesse, de 7 centimètres environ, et envahissant tout le périnée jusqu'à la racine des bourses. La peau était noire violacée; la fluctuation était manifeste, et on percevait la présence de gaz mélangés au liquide.

En questionnant le médecin de M. S..., j'appris que depuis plusieurs années celui-ci était diabétique : ses urines contenaient 43 grammes de sucre par litre. Cette complication ne pouvait que me faire porter un pronostic bien grave; mais l'indication était formelle : il était indispensable de donner issue au pus et aux gaz.

Assisté de MM. les docteurs Charpentier et Pellarin, je chloroformai le malade, puis je fis sur le sommet du foyer une incision transversale qui donna issue à du pus d'une odeur gangréneuse. En introduisant une sonde cannelée vers l'anus, je constatai un décollement du rectum qui m'engagea à pratiquer une véritable opération de fistule à l'anus ; reportant ma sonde vers le périnée, je trouvai un décollement de 12 centimètres que je débridai largement. Les deux incisions, presque perpendiculaires, formaient un L entre les branches duquel se trouvait une portion de peau noirâtre, flottante, que j'excisai, et j'avais alors une plaie unie sans clapier. Cela fut fait très-rapidement, les incisions donnèrent peu de sang; je fus obligé de tordre une petite artériose de la peau du périnée.

La plaie fut pansée avec de la charpie trempée dans de l'eau alcoolisée, et une mèche fut introduite peu profondément dans le rectum.

Le malade prit dans la journée deux bouillons et but deux verres de vieux Bordeaux. 1 gr. d'extrait mou de quinquina.

Le 12. Le malade se trouvait mieux : 100 pulsations; langue moins sèche, appétit. Une côtelette, un œuf, Bordeaux, extrait de quinquina.

Le 13. Le malade va à la selle, la mèche tombe, et nous pouvons constater que les bords de la peau ne sont plus violacés, que le fond est rose et commence à bourgeonner. Même régime. Bain alcalin pour le lendemain.

Les suites de l'opération ne présentèrent rien de particulier. Une suppuration franche s'établit sur toute la plaie.

Vers le 10 janvier, la cicatrisation du périnée était complète. La plaie de l'anus ne fut cicatrisée que le 31 janvier 1868, sept semaines après l'opération.

Pendant le cours de la guérison, je fix examiner plusieurs fois les urines, la quantité de sucre ne diminua pas.

Je reçus des nouvelles de M. S...; pendant quelque temps, il ne se ressentait plus de la grave opération qu'il avait subie. Je l'avais perdu de vue, lorsque je fus redemandé auprès de lui le 17 août 1869.

Il avait été repris de douleurs en allant à la selle, et une nouvelle collection purulente, mais beaucoup moins considérable, s'étaitreformée au niveau de la cicatrice de la fesse.

L'état général était moins grave que la première fois; mais je n'étais pas moins préoccupé du pronostic, car je trouvais M. S... un peu amaigri; je savais que les urines contenaient toujours la même quantité de sucre, et de plus les événements politiques tourmentaient vivement mon malade.

Je fis une longue incision qui ouvrit tout le foyer purulent; mais je ne fus pas obligé de pénétrer jusqu'au rectum. Je remplis la plaie de charpie que je retirai le troisième jour.

La suppuration s'établit franchement, et M. S... était complétement guéri le 23 septembre 1869.

J'ai appris au commencement de cette année 1873, la mort de M. S... qui a succombé à une attaque d'apoplexie.

Obs. XXVII (je la dois comme plusieurs autres à M. Verneuil). — M. X..., âgé de 54 ans, tombe sur une marche d'escalier le 17 mars et se fait une petite plaie transversale de 8 millimètres, qui ouvre la bourse séreuse olécrânienne. Cette bourse, dans la journée se remplit de sang et atteint le volume d'un gros œuf de poule.

Les 18, 19, 20. Le sang disparaît; mais du 21 au 25, il se fait autour de la blessure et surtout vers l'avant-bras un peu de phlegmon diffus.

Le 25. La plaie est agrandie par une incision de 4 centimètres dans le sens longitudinal.

Le 26. Les urines du malade, examinées, contiennent 19 gr. de sucre par litre. 18 mois auparavant, ce malade avait présenté à peu près la même quantité de sucre dans ses urines.

A dater du 28 mars, le phlegmon marche régulièrement vers la guérison; le tissu cellulaire mortifié s'élimine, et la cicatrisation se fai même assez rapidement.

Le 12 avril, il ne reste plus qu'un petit orifice donnant à peine quelques gouttes de pus. Presque plus de sucre dans l'urine.

Le 1er mai. La cicatrisation était complète.

Obs. XXVIII. — (Fait communiqué par M. Verneuil à la Société de chirurgie en 1867). B..., 62 ans, scieur de long, haute taille, chairs flasques, très-sourd.

Vaste foyer purulent, péri-articulaire au genou droit; l'articulation est intacte; sur la peau de la jambe, du côté malade, croûtes analogues à celles du rupia.

Il y a seize ans, fracture de cette jambe, compliquée de plaie; phlegmon, esquilles; incisions multiples; rétablissement complet; la surditédate de cette époque; y a-t-il eu des antécédents encéphaliques? Point de détails.

Depuis longues années le malade est tourmenté par la soif, mais depuis six ans surtout il boit davantage; il urine beaucoup; il mange beaucoup de pain.

Point d'antécédents diathésiques, goutte ou autres.

L'aspect seul du phlegmon, avec le peu de symptômes généraux, fit soupçonner à M. Verneuil la présence du diabète.

Il fit deux incisions de 7 à 8 centimètres parallèles à l'axe du membre, elles donnèrent issue à un pus bien louable.

L'urine contenait 21 grammes pour 100 de sucre; il fut constaté que la glycosurie ne coïncidait qu'avec la période de digestion.

Le malade partit, encore diabétique, mais sa plaie complètement cicatrisée, avec toutes les apparences de la santé.

Obs. XXIX. — (M. Favrot. Gaz. des hôp., 1861). M. B... est âgé de 59 ans, tempérament sanguin, constitution forte en apparence.

En 1845, première apparition du diabète caractérisé par une soif et une faim insatiable; les urines contiennent beaucoup de sucre. Traitement tonique : bordeaux, rôti, point de farineux.

En 1858, symptômes d'empoisonnement pour avoir couché dans un appartement nouvellement peint; quelques jours après nouvelle apparition du diabète; M. Bouchardat analyse les urines, il trouve : densité, 1,030; sucre, 70 gr. 60 par litre.

En 1859, catarrhe vésical, des rétrécissements au niveau de la portion membraneuse; des bougies et des injections à double courant font disparaître ces accidents.

La même année, MM. Mialhe et Grossi donnent des urines l'analyse suivante : densité, 1,040 ; sucre, 90 gr. 40 par litre.

En 1859, décembre, œdème complet des membres inférieurs, qui cède à des frictions de teinture de scille et de digitale.

En 1860, décembre, œdème brusque des pieds et des jambes ; la teinture de scille ne réussit pas.

Douleurs lancinantes très-vives ; phlegmon diffus aux deux pieds. Celui du pied gauche suit une marche régulière, mais lente ; pied droit : toute la face plantaire est couverte de larges phlytènes, d'où s'écoule une sérosité noirâtre fétide.

7 janvier 1861. Incision transversale, au niveau de l'articulation métatarso-phalangienne, comprenant toute la largeur du pied, et une seconde perpendiculaire à la première, large de 12 centimètres. La peau n'était envahie que dans une partie de son épaisseur. Repos absolu du membre dans une position élevée ; compresses d'eau tiède, additionnée d'arnica. Pyrophosphate de fer et de soude ; quinquina à l'intérieur. Sous l'influence de ce traitement, la gangrène borne momentanément ses progrès ; l'œdème et l'inflammation de la jambe diminuent sensiblement.

On pouvait espérer une cicatrisation complète, lorsque, le 6 mars, à la suite d'un choc violent sur le pied, joint à une forte commotion morale, M. B... fut repris d'élancements très-douloureux à la région plantaire. Le maximum d'intensité était au niveau de l'articulation métatarso-phalangienne. C'était un nouvel abcès.

Il fut incisé largement ; l'aponévrose plantaire elle-même était gangrenée, elle fut détachée, et plus tard les tendons des muscles fléchisseurs du troisième et quatrième orteil le furent aussi.

Application, sur les surfaces altérées, d'une solution caustique d'iode ; compresses de vin aromatique sur le tout ; quinquina et pyrophosphate de fer à l'intérieur ; bonne alimentation.

26 mai. Le malade se lève depuis trois semaines ; il commence à vaquer à ses affaires ; ses plaies sont cicatrisées ; le moral est aussi bon que l'appétit.

Une nouvelle analyse d'urine, faite par MM. Mialhe et Grossi, donne : densité, 1,018 ; sucre, 6 gr. 75 par litre.

Obs. XXX. — (J.-P. Frank). Homme de 36 ans, ayant éprouvé jusqu'à cet âge divers accidents du côté du tube digestif, et tous les symptômes du diabète, fut atteint de lésions pustuleuses et d'ulcères aux membres supérieurs, puis d'un gros phlegmon aux fesses, qui s'accompagna de beaucoup de douleur. La réaction générale fut intense ; en peu de jours il tomba très-bien ; mais peu à peu les forces se relevèrent, et le phlegmon guérit.

L'analyse des urines avait manifestement démontré l'existence du diabète.

Obs. XXXI. — (M. Dionis des Carrières). M. X..., ancien notaire, jeunesse un peu dissipée, a présenté les accidents suivants :

A 55 ans, c'est-à-dire en 1845, il ressent tous les symptômes du diabète.

En 1853, phlyctènes et formation d'eschares à l'extrémité des deux premiers orteils du pied gauche, et au gros orteil du pied droit.

En 1854, phlyctènes à la face dorsale du deuxième orteil du pied droit, petit ulcère, nécrose de la première phalange.

Trois mois plus tard, abcès à la base du même orteil, nécrose de la tête du métatarsien, élimination du séquestre.

Trois mois plus tard, en août, abcès nombreux communiquant avec les précédents.

En novembre, tout le pied était empâté, et le pus fusait avec abondance au talon, aux orteils, etc., etc.

Malgré tous ces accidents phlegmoneux, le malade guérit et put reprendre ses occupations.

Obs. XXXII. — (M. Demarquay). M. X..., 58 ans, homme fort, lymphatique, ayant depuis quelque temps une soif assez vive. Il est pris d'abord d'un grand nombre de petits furoncles dans le dos, qui se terminent par un point gangreneux.

Bientôt toute la partie moyenne du dos devint le siége d'une inflammation violente de la peau et du tissu cellulaire ; ces parties furent incisées largement, mais le mal s'étendait toujours et dans tous les sens : il tenait tout le dos, et les bords des incisions étaient frappés de gangrène.

On fit l'analyse de l'urine, et on trouva une notable quantité de sucre.

Des incisions profondes furent pratiquées, atteignant les limites du mal en largeur et en profondeur, une grande quantité de sérosité purulente s'en échappa.

Sous l'influence de *ces incisions*, du régime spécial, de l'eau de Vichy, du quinquina et des pansements à la glycérine, non-seulement le mal s'arrêta, mais il guérit.

Obs XXXIII. — (M. Adolphe Richard). Un homme passa à l'hôpital des cliniques deux mois de l'année 1859, en été, pendant que je remplaçais M. Nélaton. C'est un diabétique émérite, qui a passé depuis sept ou huit ans une partie de son temps dans les hôpitaux de Paris. Quoi qu'il en soit, un phlegmon diffus gangréneux, ayant débuté par l'index, envahit tout l'avant-bras, où il resta limité *grâce à de profondes et larges incisions*. Il guérit bien, sauf une ankylose du doigt indicateur.

Obs. XXXIV. — (M. Tillaux). X..., âgée de 53 ans, bonne constitution, habituellement santé excellente, vient à la consultation à Saint-Louis le 17 juillet 1872.

Depuis huit jours elle souffre de vives douleurs dans l'index de la main droite. Ce doigt est considérablement tuméfié, avec rougeur et œdème de la main correspondante.

La malade ignore la cause de sa maladie, elle dit n'avoir éprouvé aucun traumatisme, aucune blessure. Ces douleurs ont commencé au niveau de la pulpe de l'index; d'abord peu vives, elles ont peu attiré l'attention de la malade; mais peu à peu elles ont augmenté d'intensité, en même temps que le doigt s'est rapidement tuméfié et a pris une teinte rouge violacée.

Depuis trois jours la malade n'a point dormi, son appétit est considérablement diminué. Elle s'est contentée d'appliquer des cataplasmes.

Etat actuel : l'index de la main droite a plus que doublé de volume; fluctuation manifeste à la face palmaire, rougeur et œdème de la main. Pas de traînée rouge le long du membre, cependant les ganglions épitrochléens et axillaires sont douloureux et augmentés de volume. Pouls fibrillaire, langue blanchâtre, incision et issue du pus. Les tissus ont un aspect blafard; cataplasmes.

18 juillet. Pas de sommeil, fièvre plus intense, tension beaucoup plus considérable au niveau de la face dorsale de la main; les autres doigts ne participent pas à l'inflammation; incision sur la face dorsale de la main; petite quantité de pus. Sulfate de quinine; cataplasmes.

Le 19. L'état général est beaucoup plus grave : la malade a eu un frisson la veille au soir, elle a été très-agitée la nuit. La peau est sèche, très-chaude, la malade ne répond pas aux questions qu'on lui fait; elle prononce des paroles inintelligibles. L'inflammation a gagné l'avant-bras.

M. Tillaux, étonné de cette persistance de l'inflammation, fait examiner les urines, pour s'assurer s'il n'y a pas du diabète; sa prévision est affirmée; il y a beaucoup de sucre.

La malade mourut dans le coma, le 19 au soir.

Obs. XXXV (M. Ménestrel. Union médicale, 1856). — Un médecin, âgé de 65 ans, goutteux, mais ne souffrant guère de cette affection, fut atteint d'une douleur violente à la nuque, puis au même endroit il se forma un gros furoncle extrêmement lancinant; cataplasmes émollients; l'inflammation s'etendit rapidement, et bientôt toute la nuque, sur une surface de 12 centimètres carrés, devint le siége d'un empâtement phlegmoneux, sans fluctuation évidente; incisions profondes en divers sens; peu de pus. Plus tard, les incisions donnèrent un pus séreux et fétide, à travers leur ouverture on voyait le tissu cellulaire mortifié profondément.

M. Ménestrel, frappé de cet aspect, fit examiner les urines, elles contenaient 45 grammes de sucre par litre environ.

La malade ne tarda pas à succomber.

L'observation 5 est aussi un exemple de phlegmon de la nuque débridé, et qui se termine par la mort

Obs. XXXVI (M. Musset, de Sainte-Terre). — Homme de 58 ans, haute taille, jadis robuste, ayant eu pour toute maladie une sciatique fort douloureuse du côté droit, qui, pendant vingt ans, le fit souffrir à diverses reprises.

En 1850, une eau claire suintait de dessous l'ongle du deuxième orteil. En un mois la phalangette tomba en mortification. M. Musset, père, l'amputa, et reconnut que la phalangette adjacente était atteinte. Deux mois après, tout le pied était sphacélé. Plusieurs médecins avaient porté le diagnostic : gangrène sénile par ossification artérielle. Pas d'amputation possible. Traitement expectant. Mort probable. Trois mois après, la gangrène s'était limitée à quatre travers de doigt au-dessus des malléoles.

M. Musset fils fut alors appelé.

Le malade, maigre, pâle, miné par la fièvre hectique et par une diarrhée profuse, sans appétit, sans sommeil, était alité depuis près d'un an. Le pied se fondait en suppuration et se désarticulait pièce à pièce. Point d'œdème du membre ni d'angioleucite ; artère fémorale saine. Expectation pendant un mois encore.

Amputation le 28 juin 1852 ; aucun accident pendant ni après la manœuvre. Tout se passa parfaitement ; la cicatrisation se fit dans le temps ordinaire, et pendant dix-huit mois le malade vécut heureux dans sa famille.

Au bout de ce temps, la jambe saine est prise à son tour; érysipèle, phlyctènes, ulcères, caries ; le même processus se renouvelle. M. Musset, ayant eu connaissance d'une publication de Marchal de Calvi, soupçonne le diabète : l'analyse des urines confirme ce soupçon d'une façon évidente.

Il y a encore dans la science deux ou trois autres cas d'amputation chez des individus connus pour diabétiques. M. E. Cruveilhier en a publié deux que je sache ; mais je n'ai pu les découvrir. Tout ce que je sais, c'est que le résultat fut fatal : les malades moururent.

Cette énumération dure depuis longtemps déjà, et je m'arrête ici; mais, pour éviter l'accusation qui pourrait m'être faite de passer sous silence un certain nombre de faits, j'affirme que, dans ceux qui sont omis, je n'ai pas trouvé une seule relation directe entre la mort et le fait d'intervention chirurgicale.

Si, maintenant, je veux analyser l'impression que me laisse l'examen de tous ces faits, je puis dire : ici, comme dans les cas d'anthrax, la guérison est la règle, pourvu toutefois que la lésion, par son siége et son étendue, ne prédispose pas fatalement à leur terminaison funeste, et encore relativement à l'étendue, nous avons des exemples (obs. 32) où elle n'a pas eu le résultat qu'on pouvait redouter. Ici, comme dans les cas d'anthrax, les incisions font cesser la douleur, préviennent et arrêtent l'étendue des décollements. C'est un bénéfice qu'on n'est pas en droit de rejeter, surtout d'autant plus que, pour l'avoir, on ne s'expose guère à des accidents plus redoutables que ceux qui arriveraient spontanément.

Une autre remarque qui se fait naturellement après avoir parcouru ces observations de lésions phlegmoneuses ou gangréneuses, avec ou sans intervention chirurgicale, c'est que les résultats définitifs ne sont, fort souvent, nullement proportionnés avec la gravité des accidents locaux : des plaies minimes en apparence, qui, par leur siége loin des centres de la vie, sembleraient autoriser un pronostic favorable, ont une issue rapidement funeste ; au contraire, de vastes décollements, des gangrènes étendues siégeant même sur le tronc, même sur la tête, se cicatrisent à merveille, et déjouent heureusement les tristes prévisions du médecin. A quoi cela tient-il ?

A part quelques faits exceptionnels, dans lesquels le malade meurt d'une façon subite et inopinée, ces résultats déplorables, qui ne sauraient être prévus d'après la gravité intrinsèque de la lésion locale, trouvent une explication toute naturelle dans l'état général de l'organisme.

Tous les cas de mort plus ou moins prompte ont été observés chez des individus cachectiques. Et, il ne faut pas oublier ceci, c'est qu'outre la cachexie lente, amenée par prolongation de la glycosurie, il y a encore une cachexie rapide qui est hors de doute dans plusieurs cas cités, entre autres dans l'obs. 19.

Cette cachexie rapide ne saurait s'expliquer ni par une élimination exagérée, ni par une combustion fébrile intense, ni par l'excès d'excitation nerveuse. Je ne saurais mieux faire, pour en trouver une explication plausible, que d'emprunter à M. Jaccoud la comparaison ingénieuse qu'il fait à ce sujet : l'organisme est victime d'une banqueroute subite, préparée de longue main, il est vrai, mais avec tant d'habileté, d'une façon si discrète, qu'il n'était pas possible de s'y attendre.

Outre le rôle précédent du chirurgien, qui consiste à aider la nature dans son travail d'élimination, il peut avoir à intervenir dans une autre circonstance : c'est pour modifier un état anormal et gênant de l'organisme, quand cet état, dit infirmité, a de la tendance à devenir plus gênant encore.

Ainsi, un homme a une tumeur qui va grossissant, une cataracte qui s'épaissit de plus en plus, un phimosis congénital ou accidentel qui lui occasionne divers accidents, le chirurgien peut d'ordinaire apporter un remède à ces désagréments, à ces plaies de la vie. Mais, chez les diabétiques devra-t-il en être de même ? Un homme prudent, et conscient du danger qu'il peut faire courir à son semblable, en produisant chez lui une plaie, si minime soit-elle, ne reculera-t-il pas devant les conséquences possibles de son action ?

Pour toute réponse à cela, je me contente de citer les faits que j'ai pu recueillir : la conclusion en ressortira toute seule.

Cataracte. — Les chirurgiens les plus habiles, les oculistes les plus distingués, avaient, dit M. Lécorché (*loc. cit.*), une juste crainte des accidents consécutifs à l'opération de la cataracte : de nombreuses et tristes déceptions autorisaient leur réserve.

Actuellement il en est plus d'un qui hésite encore, en pareille circonstance, à porter le couteau dans un organe aussi sensible que l'œil. Ont-ils tort, ont-ils raison? Voic les faits :

Obs. XXXVIII (fait de Stæber). — Femme de 23 ans, diabétique depuis quelques mois. Beaucoup de sucre dans l'urine. La vue va en baissant. Cataractes molles, rétine intacte. Extraction par le procédé ordinaire. Aucun accident, en huit jours guérison totale. La malade voit clair.

Obs. XXXIX (fait de de Græfe). — Homme de 19 ans, diabétique depuis plusieurs années. Beaucoup de sucre dans l'urine. Amaigrissement, toux de longue date.

Les deux yeux sont atteints; dans l'un, la cataracte a débuté 15 jours avant l'autre. Extraction linéaire sur les deux yeux. Huit jours après, guérison complète sans accidents. Vue aussi parfaite que possible.

Obs. XL (du docteur Haucock; Laucette médicale).—Femme de 39 ans. Cataracte double, molle; diabète. Broiement une première fois sans accidents; mais la résorption ne se fait pas complètement. 4 mois après, nouvelle opération; même procédé. Comme la malade voit assez pour se conduire, elle quitte l'hôpital.

Obs. XLI. — Enfant de 14 ans; diabétique; cataracte arrivée fort rapidement. Opéré par abaissement chez M. Guersant. Mort sans cause connue.

Obs. XLII (premier fait de M. Perrin); *Gazette des Hopitaux* 1870. — Un médecin militaire, atteint de deux cataractes qui s'étaient formées en moins de 15 mois. Urines non augmentées, mais contenant 60 gr. pour 1,000 de glycose. L'opération, faite par le procédé de de Græfe et sans aucun accident, réussit à merveille. Les suites de l'opération furent régulières. Au huitième jour, il ne restait plus qu'une légère conjonctivité; au quinzième, le malade tout à fait guéri lisait avec un verre de 2 pouces un quart le n° 3 de l'échelle de Jæger.

Obs. XLIII (*ut snpra*). — Officier supérieur, 65 ans, diabétique depuis 22 ans. 2 litres d'urine par 24 heures et 70 gr. pour 1,000 de glycose. Etat général bon, appétit, peau moite. Une cataracte à l'œil droit datant de sept ans. Les urines au moment de l'opération contenaient du sucre et de l'albumine. Opération et suites satisfaisantes. Au huitième jour, suffusion sanguine dans la chambre antérieure, douleurs vives. Cet hypohéma ne modifie point la marche de la guérison. Un peu de conjonctivite. Résultat définitif excellent : le malade lit les caractères d'un journal avec des verres de 2 pouces et demi.

Obs. XLIV (*ut supra*). — Homme de 45 ans, diabète intense. 10 litres d'urine par jour, et 65 gr. de sucre par litre; soif et appétit insatiables; sueurs profuses; douleurs erratiques, état blafard comme émacié de la peau. Deux cataractes datant du mois de mars. Opération sur un œil le 18 novembre, procédé de de Græfe. Au huitième jour, conjonctivite légère. Au quinzième, le malade lit avec des verres de 2 pouces et demi.

Obs. XLV. — L'autre œil du même malade fut opéré quelque temps après, et au bout de quinze jours le résultat était excellent.

Ces huit faits ne sont assurément pas les seuls qui existent; mais je n'ai trouvé que ceux-là de publiés. Or, sur huit cas non choisis à dessein, sept succès complets sont un argument sans réplique, d'autant plus que chez l'enfant, sujet de la 4e observation, la mort n'est pas imputée, ni imputable à l'opération.

Phimosis. — Le phimosis, comme je l'ai dit au chapitre Ier, n'est pas rare chez les diabétiques; mais je n'en trouve que trois cas dans lesquels il ait été opéré sciemment.

Obs. XLVI (Thèse de Palle, 1864). — Un jeune homme fut opéré d'un phimosis, il était diabétique, il s'ensuivit un phlegmon des bourses, de la peau de la verge et des parois abdominales. Le malade mourut.

M. Demarquay, en 1870, disait ceci : « J'ai eu depuis deux ans l'occasion d'opérer deux sujets diabétiques atteints d'hydrocèles, et un autre de phimosis. La guérison a eu lieu comme d'habitude, bien que mon opéré de phimosis perdît soixante-cinq grammes de glycose par litre d'urine et fût dans le marasme. »

Obs. XLVII (M. Demarquay). — Arthur D..., commerçant, 32 ans, se présente dans le service de M. Demarquay pour se faire opérer de phimosis. Il en a un peu depuis sa naissance; mais depuis six mois, sans cause connue, comme sans aucun traumatisme et par le simple contact de l'urine, il est survenue de la balano-posthite; c'est à peine si l'on peut découvrir le méat.

Le malade donne un renseignement précieux : se trouvant affaibli, il y a six mois, il a consulté M. Bouchardat, qui rien qu'à voir son pantalon a soupçonné les urines d'être sucrées. L'examen a confirmé cette supposition : elles contenaient 70 grammes pour 1000, et il en rendait par jour 3 litres 6 décilitres.

Etat général bon, appétit excellent, facies rassurant, vue parfaite. L'acte vénérien est possible, le malade a des érections qu'il ne satisfait pas par ordre du médecin; il en serait capable, dit-il. Deux ou trois fois par mois éjaculations qui tachent le linge en brun jaunâtre, il a une petite fille de deux ans et demi qui se porte bien. Le diabète ne serait donc survenu qu'après cette époque.

Le caractère est devenu maussade. L'énergie morale a diminué. Les dents sont déchaussées à la mâchoire inférieure. Le malade boit beaucoup et éprouve du plaisir à boire; il urine quatre à cinq litres par jour et chaque litre contient environ 70 grammes de sucre, ce qui fait par jour de 280 à 300 grammes.

Faut-il opérer? L'état excellent décide M. Demarquay.

20 mars. Il excise le prépuce. Pas d'hémorrhagie.

Le 21. La plaie, réuni par première intention, permet d'enlever les serres-fines qui sont devenues inutiles.

Deux jours plus tard, le prépuce parfaitement cicatrisé laisse le gland à découvert.

Dix jours plus tard, le malade sort guéri sans aucune difformité. L'ouverture préputiale est régulière. Pendant le temps qu'a duré la cicatrisation l'état du malade est resté le même.

Hydrocèle. — Je n'en connais que trois cas dans lesquels l'opération ait été faite: les deux cités plus haut de M. Demarquay, et le suivant de M. Broca, intéressant à plusieurs autres titres.

Obs. XLIII. — M. Ph..., 35 ans, architecte, diabétique, mangeant et buvant beaucoup, se portant fort bien, ayant eu pour toute maladie plusieurs orchites survenues sans cause connue, ni blennorrhagie ni traumatisme. Hydrocèle volumineuse à droite (deux tiers de litre de liquide) ayant débuté depuis cinq mois environ, et s'étant rapidement accrue. Manque de transparence attribué aux inflammations antérieures.

Opération le 15 août 1873, injection de vin chaud; pendant deux jours, diminution de la quantité d'aliments, puis nourriture ordinaire; aucun accident. Au bout de douze jours le malade allait tout à fait bien, le liquide était en partie résorbé.

CONCLUSIONS.

Il est inutile de dire que, chez les diabétiques, on doit avant tout traiter le diabète, quels que soient les accidents locaux surajoutés à l'affection générale. Je ne vais donc m'occuper que du traitement de ces accidents.

I. Les ulcères réclament un traitement topique excitant et désinfectant.

II. Dans la gangrène superficielle, quand elle a de la tendance à envahir les tissus voisins, on peut avec avantage employer l'enduit préconisé par M. Robert-Latour; c'est tout simplement un badigeonnage au collodion sur les limites des parties malades.

Mêmes topiques que ci-dessus.

III. Le sphacèle des extrémités ne nécessite l'amputation que lorsqu'il a des tendances progressives (Larrey).

La gravité de l'état général ne contre-indique pas toujours cette opération sérieuse : l'amputation, dans les parties saines, n'est pas nécessairement suivie de la gangrène de ces parties, tant s'en faut, et, au contraire, le malade peut bénéficier longtemps de cette intervention (obs. 27).

IV. Dans le cas de traumatisme violent, l'amputation ne saurait être contre-indiquée que par la gravité de l'état général, indépendamment du diabète.

V. En débridant largement l'anthrax et le phlegmon, on fait cesser la douleur, on arrête les décollements, et, le plus souvent, le résultat est heureux.

VI. L'opération de la cataracte diabétique est soumise aux mêmes indications que la cataracte ordinaire : si l'état général est bon, si la survie probable est assez longue pour que le malade retire de grands avantages d'une opération heureuse, si les autres parties essentielles de l'œil sont intactes, on peut opérer.

VII. Le diabète ne contre-indique pas l'opération de l'hydrocèle.

VIII. Le phimosis, s'il s'accompagne d'accidents sérieux, doit être opéré.

Si je ne puis donner, pour tous les cas de chirurgie, d'indications et de contre-indications précises, c'est que l'expérience nous fait complètement défaut au sujet d'un très-grand nombre ; mais il est permis, dans de certaines limites, de généraliser les principes que je viens de formuler, en les appliquant judicieusement aux circonstances qui se rapprochent le plus de celles que j'ai pu étudier.

Paris. A. Parent, imprimeur de la Faculté de Médecine, rue Mr-le-Prince, 31.

www.ingramcontent.com/pod-product-compliance
Ingram Content Group UK Ltd.
Pitfield, Milton Keynes, MK11 3LW, UK
UKHW021007220726
13924UKWH00002B/919

9 782019 286286